DES ALTÉRATIONS ET DES FALSIFICATIONS

DU VIN

ET DES

MOYENS PHYSIQUES ET CHIMIQUES

EMPLOYÉS POUR LES RECONNAITRE;

PAR

M. E. COTTEREAU,

CHIMISTE.

PARIS

CHEZ L'AUTEUR,

RUE SOUFFLOT, N° 1.

1851

PARIS. — TYPOGRAPHIE DE E. ET V. PENAUD FRÈRES,
Rue du Faubourg-Montmartre, 10.

TABLE.

DES

ALTÉRATIONS ET FALSIFICATIONS

DU VIN

ET DES

Moyens physiques et chimiques employés pour les reconnaître.

On désigne sous le nom de vin, une liqueur résultant de la fermentation alcoolique du jus de raisin. Il est difficile d'assigner l'époque précise à laquelle les hommes ont commencé à fabriquer le vin. Cependant, l'on est porté à croire que la fermentation alcoolique est de tous les phénomènes chimiques, un des plus anciennement connus, car il en est fait mention dans les temps mythologiques. En effet, selon la tradition des Égyptiens, Osiris apprit aux hommes à cultiver la vigne et à faire le vin. D'autres traditions (Genèse) attribuent ce fait à Noé, qui l'aurait pratiqué en Illyrie; d'autres enfin, à Saturne, en Crète; à Bacchus dans l'Inde; au roi Géryon, en Espagne. Quoi qu'il en soit, la fabrication du vin est aujourd'hui généralement répandue (1).

---

(1) Nous avons cru devoir énumérer ici les principaux vins connus, n'ayant pas à nous occuper des procédés employés dans la préparation de ces liquides :

Vins français.

L'Europe est la partie du monde qui produit la plus grande quantité de vin, et où l'art de cultiver la vigne et celui de fabriquer le vin sont portés au plus haut degré de perfection. Au premier rang, l'on doit pla-

Le vin est de toutes les boissons naturelles, la plus employée dans notre pays. Pour donner une idée de l'importance de la culture de la vigne et de l'art œnologique en France, qu'il suffise de savoir qu'on n'estime pas à moins de cinq millions le nombre des propriétaires ou cultiva-

cer les vins de France, le pays de l'univers le mieux partagé par la nature, sous le rapport de la production du raisin, et en même temps le plus habile dans l'art de la fabrication des vins. Cependant, nous devons le dire, il y a des départements dont les crûs sont excellents, et les produits très médiocres, *par suite de la routine ou de la négligence des cultivateurs*. La pauvreté, l'ignorance ou les préjugés des vignerons, les empêchent d'employer de meilleures méthodes, et ce n'est guère que dans les caves des grands capitalistes ou des riches propriétaires, qu'on trouve les vins de première qualité. Voici les crûs les plus renommés de France :

La Champagne, dont les vins blancs des crûs de Sillery, Ay, Mareuil, Hautvillé, Dizy, Épernay, Cramant, Avize, Le Mesnil et quelques autres du département de la Marne, sont recherchés dans tous les pays, tant pour leur mousse pétillante que pour leur goût agréable, quand ils ne moussent pas, fournit aussi des vins rouges non moins précieux que l'on récolte à Verzy, Verzenay, Mailly, Saint-Basle, Bouzy, Saint-Thierry, Cumières dans le département de la Marne, et sur les côles des Riceys, de Balnot-sur-l'Aigne, d'Aviray et de Bagneux-la-Fosse, dans le département de l'Aube.

La Bourgogne produit des vins rouges qui se distinguent par l'éclat de leur couleur, l'agrément et la délicatesse de leur goût, beaucoup de finesse, beaucoup de spiritueux et un parfum très suave. Les principaux crûs sont ceux de Romanée, de Richebourg, de la Tâche, de Clos-Vougeot, de Chambertin, de Nuits ou Clos Saint-Georges, de Corton, de Volnay, de Pommard, de Beaune, de Chambolle, de Morey, de Savigny, de Meursault, dans le département de la Côte-d'Or; le vin de Pitoy, de Perrière, des Préaux, de La Chaînette et de Migrenne dans le département de l'Yonne; enfin, le vin de Torins dans celui de Saône-et-Loire.

Les meilleurs vins blancs de Bourgogne sont ceux de Mont-Rachet, de la Perrière, de la Goutte d'Or, des Charmes et plusieurs autres du territoire de Meursault dans le département de la Côte-d'Or : les vins de Vaumorillon, des Grisées, de Chablis dans le département de l'Yonne; ceux de Pouilly et de Fuissey dans le département de Saône-et-Loire. La

teurs de vigne ; 2° que près de deux millions d'hectares y sont plantés en vigne ; 3° qu'il s'y vend, année moyenne, pour plus d'un milliard de francs de vins de toute espèce ; 4° que l'impôt indirect que produit cette boisson s'élève à deux cents millions.

Bourgogne fournit en outre beaucoup de vin ordinaire pour la consommation journalière.

Les vins fins rouges du Bordelais se distinguent par un bouquet très prononcé, agréable, et une légère âpreté : les plus renommés sont ceux de Château-Laffite, de Château-Latour, de Château-Margaux, de Haut-Brion, de Saint-Julien, de Pouillac, de Saint-Estèphe, de Tallans, de Persac et de Merignac.

Parmi les vins blancs, on distingue ceux de Villenave, de Rioms, de Blanquefort, de Graves, de Sauterne, de Barsac, de Braignac, de Pontac et de Langon. Le Bordelais fournit aussi comme la Bourgogne, beaucoup de vin ordinaire.

Dans le Périgord, on trouve les vins rouges de la Terrasse, de Péchармont, de Campréal, de Bergerac, et les vins blancs de Montbasillac, de Saint-Messans et de Sancé.

Le Dauphiné produit les vins rouges de l'Hermitage, de Tain, de Croze, de Mercural, de Reventin.

Le Lyonnais fournit les vins rouges de Côte-Rôtie et de Sainte-Colombe, et le vin blanc de Condrieux.

Dans le Languedoc, on récolte une très-grande quantité de vins rouges très-spiritueux et très-corsés ; nous citerons ceux de Tavel, de Lirac, de Saint-Geniès, de Saint-Laurent, de Carnols, de Cornas et de Saint-Joseph. Les vins blancs de cette province sont pour la plupart liquoreux ; on recherche particulièrement les vins muscats de Frontignan et de Lunel, et les vins mousseux et non mousseux de Saint-Perey.

Dans le Comtat d'Avignon et la principauté d'Orange, on distingue les vins rouges de Châteauneuf et les vins muscats de Beaumes.

La Provence fournit les vins rouges de la Gaude, de Saint-Laurent, de Cagnes et de Saint-Paul.

Le Béarn possède les excellents vignobles de Jurançon et de Gan qui fournissent des vins blancs et des vins rouges également recherchés.

Le Roussillon produit des vins rouges d'une couleur très foncée, très corsés et très spiritueux ; ceux que l'on récolte à Collioure, à Bagnols et à Cospéron sont estimés pour leur bon goût et leurs vertus toniques.

Cette étendue considérable de la culture de la vigne et du commerce des vins, n'a pas suffi cependant pour apaiser la soif de certains spéculateurs, car parmi les substances alimentaires, le vin est peut-être celle

---

Parmi les vins blancs, on remarque particulièrement ceux de Rivesaltes, de Cospéron, de Saint-André et de Prépouille-de-Salles.

Enfin, parmi les autres provinces de la France, plusieurs possèdent des vignobles dont on tire des vins d'excellentes qualités. Ainsi, pour les vins rouges, on trouve Chénos et Fleury dans le Beaujolais ; le petit coteau de Chanturgues, près Clermont-Ferrand, en Auvergne. Pour les vins blancs, les coteaux d'Angers et de Saumur, et quelques vins d'Alsace connus sous le nom de vins de paille.

Vins étrangers.

Espagne. — Vins de Xérès, de Paxaret, de Sèches, de Val-de-Pennas, de San Lucar, de Benicarlo, de Vinaroz, de Tinto ou d'Alicante, de Tintilla ou Rota, de Malaga, de Grenache, de Rancio, de Malvasia.

Portugal. — Vins de Porto, de Carcavello et de Lamalonga.

Suisse. — Les vins rouges de Boudry et de Cortaillods, et le vin blanc de Chiavenna.

Italie. — Les vins de Lacryma-Christi, de Malvoisie, d'Albano, de Monte-Fiascone, de Monte-Pulcino, de Montalicino, de Riminese, de Santo-Stephano, etc.

Sicile. — Les vins de Marsola, de Catane et de Girgenti.

Allemagne. — Les vins du Rhin, de la Moselle et de Tokai.

Turquie d'Europe et d'Asie. — Le vin de Cotnar en Moldavie, celui de Piatra en Valachie, celui de l'île de Chypre et ceux des îles de Scio et de Candie, ainsi que celui de Kersoan, en Syrie.

Asie. — On y distingue les vins de Chiraz, de Shamaki et de Yesed.

Afrique. — Les vignobles du cap de Bonne-Espérance se font remarquer par les deux clos de Constance.

Iles de l'Océan atlantique. — Les vins de Madère, de Ténériffe, de Gomère, de Palme, des Açores, sont très estimés.

Amérique. — Les provinces septentrionales de cette partie du monde sont très riches en vignobles, et l'on trouve des vignes sauvages dans toutes les forêts des États-Unis et du Canada, depuis les bords du Mississipi jusqu'aux rives du lac Érié. Le raisin de Médoc a été introduit à Philadelphie, et l'on en a retiré un vin assez semblable à celui des crûs inférieurs du Bordelais.

qui, malgré les répressions sévères de la police (1), a éprouvé et éprouve encore le plus de falsification.

Ce sont les proportions énormes que semble prendre cette fraude, qui nous ont engagé à réunir ici tous les moyens connus de la déceler, afin de vulgariser les armes dont on doit faire usage pour la combattre.

Bien différents des anciens, nous estimons les vins d'autant meilleurs qu'ils sont plus naturels. Ils ne tenaient pas, en effet, à conserver à leurs vins leur saveur primitive, ils les rendaient, suivant les contrées, ou plus doux en y ajoutant du miel, ou plus acides; ils les aromatisaient même souvent avec de l'origan, du fenouil, de l'absinthe, des fleurs de sureau, d'orange, de rose. Les marchands y ajoutaient de l'eau, et malheureusement cette fraude s'est conservée de nos jours ! Mais tandis que nos

---

Dans les contrées du sud, quelques Français sont parvenus à extraire un vin passable du raisin sauvage. La culture de la vigne a réussi à Mexico, et le crû de Passo-del-Norte y a même acquis une sorte de célébrité. Des missionnaires européens ont élevé dans la Californie quelques plants de Madère. Dans l'Amérique méridionale, Lima fait un commerce de vins indigènes qui n'est pas sans avantages. Les vins de Lucombat, de Pisco et de la vallée de Sicamba dans la province d'Arequipa, sont fort estimés.

Le Chili possède un grand nombre de vignobles précieux dont les vins rouges, particulièrement ceux de Cuyo, sont transportés à Buenos-Ayres par les Cordilières, et sont fort recherchés dans tout le Paraguay.

(1) Liquides saisis chez les débitants de vins et répandus sur la voie publique en exécution de jugements :

Depuis le mois de janvier 1834 *jusqu'au* 31 *décembre* 1841.			*Depuis le* 1er *janvier* 1843 *jusqu'au* 1er *novembre* 1848.		
En 1834	105 hectolitres	44 litres.	En 1843	781 hectolitres	36 litres.
1835	4	62	1844	2,338	36
1836	1,061	88	1845	809	29
1837	16	43	1846	647	77
1838	12	72	1847	351	88
1839	32	30	1848	903	
1840	73	26			
1841	122	4			
	1,428	69		5,831	66

cabaretiers emploient de l'eau de puits pour arriver à leur but, ceux des Romains se servaient d'eau de mer. Plusieurs auteurs prétendent même que cette addition, tout en accélérant la clarification des vins, contribuait à les rendre meilleurs. Caton est de cet avis et dit qu'il faut laisser reposer cette eau pendant un certain temps dans des vases avant de la mêler avec le vin. Palladius donne plusieurs recettes employées par les Grecs pour augmenter la couleur, le parfum et la force de leurs vins, et pour donner une apparence de vieillesse à ceux récemment faits.

Pline en rendant compte des sophistications que l'on faisait subir à cette liqueur, la regardait ainsi travaillée, comme possédant plutôt les qualités du poison que celles d'un vin naturel. Cet auteur nous apprend (liv. XIV, 19 et 20) que de son temps l'on employait à falsifier le vin, la chaux, le plâtre, la poix, le marbre, l'argile et la résine. Suivant lui et suivant Columelle (liv. XII, 20), les Carthaginois, les Grecs et les Romains adoucissaient (mitigabant asperitatem) les vins devenus aigres avec de la chaux brûlée, ou avec le sel des cendres de sarments ou de chêne et même avec la lie de vin desséchée ou brûlée. Pline rapporte aussi que dans le but d'améliorer le vin acerbe et peu sucré, l'on y ajoutait du moût de vin évaporé en consistance de sirop. Aujourd'hui cette fraude est remplacée par l'addition de glucose.

Dès le treizième siècle, la découverte des arts chimiques avait fait ajouter au vin pour les falsifier, du plomb (1), du fer et de l'alun, et la connaissance des plantes avait procuré pour le même objet, les fleurs et les baies de sureau, la petite musquée, la sauge, la sclarée sauvage, etc. Mais en même temps qu'on cherchait ainsi à tromper l'acheteur en lui vendant du vin frelaté, des lois sévères étaient promulguées pour réprimer un pareil abus, et nous voyons entre autres une ancienne ordonnance du prévôt de Paris, du 20 septembre 1371, portant que « *pour empêcher les mixtions et les autres abus que les taverniers commettaient dans le débit de leurs vins, il serait permis à toutes personnes*

---

(1) D'après Moeller, l'inventeur de cette altération est Martin le Bavarois, ecclésiastique dans la Forêt-Noire. Déjà en 1698, à Esslingen, un empoisonnement de vin au moyen du plomb fut puni de mort; et un siècle après, on lit dans un ouvrage imprimé à Altona, le passage suivant : *Pour conserver au vin sa saveur, il faut y mettre trois à quatre livres de plomb.* (Extrait de la police judiciaire pharmaco-chimique de Remer).

qui prendraient du vin chez eux, soit pour boire sur le lieu, soit pour emporter, de descendre à la cave et d'aller jusqu'au tonneau pour le voir tirer en leur présence ; et fait défense au tavernier de l'empescher à peine de quatre livres parisis d'amende pour chaque contravention, dont le dénonciateur aura le quart. »

Le vin était autrefois sophistiqué avec de la litharge pour corriger son acidité. Les ordonnances anciennes en rapportent des exemples ;on y lit, entres autres (1), que quelques vignerons du bourg d'Argenteuil avaient mêlé dans leurs vins de la litharge pour leur donner une couleur plus vive, plus de feu, et en diminuer la verdeur; que plusieurs qui burent de ces vins s'en trouvèrent fort mal, et que d'après une expertise dressée par le doyen de la Faculté de médecine de Paris, les coupables furent condamnés à trente livres d'amende envers le roi (2). Cette falsi-

---

(1) Delamarre, *Traité de Police*, t. I, page 582.

(2) D'autres travaux nous donnent encore la certitude de l'emploi qu'on a fait depuis longtemps de la litharge et des sels de plomb pour adoucir les vins et leur donner une douceur agréable. Nous citerons :

1° Le travail de Wolni sur la falsification du vin par la litharge, publié en 1778 à Altemburg;

2° L'avis publié par Klaproth sur un vin soupçonné contenir de la litharge. Mémoire de Pyl, 3ᵉ collection, page 244;

3° L'ouvrage de Leonhardi : Diss. vinorum alborum metallici contagi suspectorum curæ repetitæ novæ (Wurtemberg);

4° Les faits annoncés par Zeller, qui, lors d'une colique violente observée dans un canton d'Allemagne, en rechercha la cause et constata qu'elle était due au plomb avec lequel on avait adouci des vins trop verts;

5° Ceux dûs à Citois, qui rapporte que des moines furent malades pour avoir bu du vin qu'ils avaient adouci avec de la litharge, sans en prévoir les conséquences ;

6° En 1787, Fourcroy lut à l'Académie des Sciences, un Mémoire sur la nature du vin lithargiré ou altéré par le plomb, et sur quelques moyens nouveaux d'y reconnaître la présence de ce métal;

7° En 1800, Reinecke publia dans les *Annales de chimie* un travail dans lequel il est démontré que du vin qu'il avait fait prendre dans un cabaret, contenait du sel de plomb;

8° On trouve aussi la litharge recommandée comme moyen d'adoucir le

tication dangereuse qui était bien plus fréquente autrefois, est fort heureusement peu pratiquée aujourd'hui, et nous ne nous en occuperions pas si les tribunaux français n'avaient eu à des époques récentes, l'occasion d'appliquer des peines sévères à des individus qui s'en étaient rendus coupables. Un fait de cette nature est même arrivé il y a quelques années à Compiègne; là, plusieurs soldats du camp étant tombés malades, on rechercha quelle était la cause de leur maladie, et l'on reconnut que cette cause devait être attribuée à l'usage d'un vin vert qui avait été adouci par une préparation saturnine, l'acétate de plomb; le vigneron qui avait pris chez un pharmacien l'acétate de plomb qu'il avait introduit dans son vin, fut traduit devant les tribunaux, et, comme on le pense bien, il fut condamné.

De nos jours on falsifie encore le vin, en y ajoutant de l'eau, d'autres vins, du cidre pommé ou du cidre poiré, de l'alcool, du sucre, de la mélasse, des acides tartrique, acétique, tannique, de la craie, du plâtre, de l'alun, de la potasse, de la soude, des matières colorantes étrangères, (1) des amandes amères ou des feuilles de laurier cérise pour fournir un goût de noisette; on fait aussi du vin avec des lies (2). On peut aussi rencontrer dans le vin des substances qui en rendent l'usage dangereux au plus haut degré; et qui en général n'y sont ajoutées que dans un but malveillant ou par négligence : ainsi le vin peut être additionné de litharge, d'acétate de plomb, de céruse, de fer; il peut renfermer du

---

vin, dans l'ouvrage de Gréhan, publié en 1773, et intitulé : *Art of making wines from fruits flowers and herbs, all the native growth of Great-Britain in towsend universal cook.*

(1) En Portugal on a été forcé d'ordonner de couper les phytolacca avant la floraison, pour qu'ils ne pussent produire de fruits et pour que l'on ne pût employer ces fruits dans la coloration des vins, ceux-ci, lorsqu'ils sont ainsi colorés, pouvant acquérir une action purgative.

(2) Le pressurage des lies provenant des vins collés au moyen de substances animales, ne produit pas un vin qui puisse être livré à la consommation sans inconvénient. En effet, comme M. Chevalier l'a fait observer, ce vin contenant des matières animales, il fermente, et acquiert souvent un goût putride très sensible et que les dégustateurs reconnaissent bien. L'alcool obtenu de la distillation de ces vins a un goût et une odeur désagréables qui caractérisent souvent ces vins. Ce vin mêlé à d'autres vins, donne quelque fois un mélange qui fermente.

fer en proportion notable, du cuivre, de l'arsenic, de l'antimoine, du sublimé corrosif. Enfin en dehors des falsifications que nous venons d'énumérer, nous devons dire que l'on débite souvent des vins fabriqués de toutes pièces : et l'on vend quelquefois dans le commerce sous le nom de vin, un liquide ne renfermant pas une goutte de vin et formé simplement en faisant fermenter dans une certaine quantité d'eau, des baies de genièvre, des semences de coriandre et du pain de seigle sortant du four et coupé par morceaux. Après la fermentation on tire à clair et si la liqueur n'est pas suffisamment colorée, on y ajoute une infusion de betteraves rouges.

En 1847, le sieur R...., actionnait devant les tribunaux une compagnie pour le paiement d'un procédé par lui vendu, et à l'aide duquel il faisait d'une pièce de vin deux pièces de ce liquide, sans augmentation de prix (1).

Dans la même année, deux musiciens, courtiers en vins, furent condamnés à 3 mois de prison et à 200 francs d'amende par la 7e chambre, pour avoir fabriqué avec de l'eau, du vinaigre, du vin du midi, et du bois de campêche, un liquide qu'ils avaient livré comme étant du vin.

Le 12 mars 1842, la police, dont les soupçons avaient été éveillés par des plaintes assez nombreuses, fit une descente dans les magasins du sieur Chamon, rue Chevert, n° 8, commanditaire de la Société Allieu et Bowers, formée pour l'exploitation du commerce de vins en gros. Elle constata la présence dans ces magasins de 72 fûts de vin dont l'examen prouve que le liquide qu'ils renfermaient n'était qu'une mixtion d'eau, d'acide tartrique, de soufre, de potasse, d'essence de framboise et aussi d'une certaine dose de vin, le tout mélangé, dans des proportions que nous ne dirons pas, afin de ne pas nous rendre complice de la divulgation d'un aussi déplorable secret de fabrication.

Traduits à raison de ce fait devant le tribunal correctionnel de la Seine, les sieurs Allieu, Bowers et Chamon, avaient été condamnés par application de l'art. 423 du code pénal, savoir : Allieu comme le principal agent de la fabrication à cinq mois d'emprisonnement et 50 francs d'amende, Bowers à 4 mois, et Chamon à 3 mois de la même peine, et

––––––––––––––––

(1) Ce procédé aurait été vendu, à Vilcoq et compagnie, gérant de la Société Bordelaise et Bourguignonne, moyennant le payement d'une rente de 500 francs par mois pendant quinze années.

des deux derniers à 50 francs d'amende et à la confiscation des marchandises saisies.

Sur l'appel interjeté par les trois prévenus; Me Wollis chercha à établir que les premiers juges en faisant application de l'art. 423 du code pénal, avaient mal interprété les termes de cet article qui est de sa nature limitatif et ne saurait être étendu à toutes espèces de marchandises; le législateur n'a entendu placer sous le titre général d'escroquerie et punir de peine correctionnelle que celui qui aurait trompé sur la nature des marchandises qu'il vendait ; celui qui aurait vendu par exemple une pierre fausse pour une pierre fine, mais non celui qui aura débité une marchandise sur la qualité de laquelle tout acheteur peut s'éclairer et qui sera plus ou moins bonne, plus ou moins agréable, selon le goût de chacun. Ce que vendaient les sieurs Bowers et consorts était bien du vin, altéré peut-être par des substances étrangères, mais cette simple altération ne saurait être considérée que comme une contravention du genre de celle définie par le § 6 de l'art. 475; ce sont donc les dispositions de ce paragraphe qui sont seules applicables. La cour, sur les conclusions conformes de M. l'avocat-général Godon, rendit l'arrêt suivant :

« Considérant que les mots toutes marchandises, employés dans l'art. 423 du code pénal, indiquent suffisamment qu'on doit entendre sans exception, tout ce qui peut faire l'objet d'un commerce, et qu'ainsi les vins doivent être nécessairement compris dans ces expressions.

« Considérant qu'en prononçant par l'art. 423 du code pénal, des peines contre quiconque aura trompé l'acheteur sur la nature de toutes marchandises, le législateur a voulu protéger la bonne foi de l'acheteur et réprimer l'atteinte portée à ce qui doit faire la base essentielle du commerce.

« Considérant que si le § 6 de l'art. 475 du code pénal a rangé parmi les contraventions de police la vente et le débit des boissons falsifiées, on ne peut en induire que le commerçant en vins qui aurait trompé l'acheteur sur la nature du vin qu'il lui aurait vendu, ne peut être passible des peines portées par l'art. 423 et ne doit être poursuivi que conformément à l'art. 475.

« Qu'en effet les dispositions de ce dernier article n'ont eu pour but que de donner à la police un moyen de surveillance et de répression pour une contravention dont la constatation pourrait échapper à l'acheteur: adoptant au surplus les motifs des premiers juges, confirme. »

On vend aussi des quantités considérables de vins blancs mousseux, fabriqués dans divers pays, sous le nom de champagne. C'est une concurrenne illégale contre le vin de champagne véritable; c'est une fraude parce qu'on trompe l'acheteur sur la nature de la marchandise. Ces liquides devraient être appelés par les vendeurs, *façon de Champagne* : ils seraient alors achetés pour ce qu'ils valent.

Quoiqu'il en soit, l'administration a raison de sévir sévèrement contre ces fabrications artificielles de boissons, qui ne peuvent en général que devenir la cause d'accidents très graves, et il serait à désirer que la France suivît l'exemple donné par la Russie (1).

La situation dans laquelle se trouve le commerce de vins et que nous venons d'exposer, nécessite journellement, comme on peut facilement le penser, des expertises judiciaires dans lesquelles le chimiste comme le dégustateur doivent jouer un grand rôle. Il est donc de la plus grande importance d'être fixé sur la série des opérations qu'il convient d'entreprendre lorsqu'on est appelé à faire l'examen d'un vin suspecté. Nous avons pensé qu'en nous livrant à la rédaction de ce travail, il pourrait en ressortir quelque utilité, et cela avec avec d'autant plus de raison

---

(1) En 1848 l'empereur de Russie a supprimé les fabriques de vins factices.

Depuis une douzaine d'années il s'était établi en Russie de nombreuses fabriques de vins étrangers. Dans le principe, cette fabrication se faisait avec des vins très inférieurs du midi de la Russie, mais plus tard on avait fini par y substituer d'autres substances plus ou moins nuisibles à la santé. Le gouvernement, afin de réprimer ce dangereux abus, s'était d'abord vu obligé de le punir de fortes amendes et d'un emprisonnement plus ou moins long. Mais ces pénalités, bien qu'elles aient été appliquées souvent et rigoureusement, n'ayant pas atteint leur but, le gouvernement a fini par supprimer définitivement l'industrie de la fabrication des vins. Une ordonnance impériale interdit formellement la création de tout établissement de ce genre, sous peine d'une amende de 200 à 500 roubles effectifs (800 à 2,000 fr.) Les fabriques de vin qui contrairement à cette ordonnance seraient établies à l'avenir, seraient détruites, c'est-à-dire que les bâtiments où elles existeraient seraient rasés, et que les instruments et ustensiles servant à leur exploitation, seraient brûlés ou anéantis d'une autre manière.

que la plupart des travaux relatifs à l'analyse des vins se trouvent di
séminés dans les ouvrages et les feuilles périodiques.

Composition du vin naturel.

Les différentes substances que l'on peut rencontrer ordinairement
dans le vin naturel sont : beaucoup d'eau, une quantité variable d'alcool,
une matière mucilagineuse extractiforme, des acides acétique, tannique,
carbonique en plus ou moins grande quantité, une matière colorante
bleue, une matière colorante jaune, du sucre, de l'œnanthine, du bitartrate
de potasse, du tartrate de chaux, du tartrate d'alumine, du tartrate de
fer, des chlorures de sodium, de potassium, de calcium et de magnésium,
du sulfate de potasse, du phosphate d'alumine, du sulfate de chaux, de
l'éther œnanthique et une huile essentielle particulière et différente
selon le vin.

Du goût des différents vins naturels.

Quoique ce qui concerne la saveur des vins rentre plutôt dans le
domaine des dégustateurs, cependant nous croyons devoir donner ici
les divisions suivantes, établies d'après cette saveur.

On a formé cinq divisions principales dans lesquelles on range les
divers goûts qui distinguent les vins français :

1° Ceux de l'est ont le goût de pierre à fusil :

2° Ceux du midi ont le goût de cuit et de moscouade ;

3° Ceux du sud-ouest (Bordeaux) ont un goût d'encens lorsqu'ils sont
fins, et un goût de résine lorsqu'on s'adresse aux vins communs ;

4° Ceux du sud-est (Bourgogne) ont un goût de rose fanée, analogue à
l'odeur de la jeune tige d'églantier sauvage ;

5° Enfin les vins de l'intérieur, de l'Orléanais et de la Tourraine qui se
distinguent par un goût de framboises et de violettes quant aux rouges,
et de fleurs de saule quant aux blancs.

On divise encore tous les vins en trois grandes classes, qui sont :

1° Les vins généreux, dans lesquels l'alcool prédomine (Espagne,
Italie, Roussillon, etc.)

2° Les vins liquoreux dans lesquels une certaine quantité de matière
sucrée a résisté à la fermentation (Alicante, Rota, Malaga, etc.)

3° Enfin les vins gazeux ou mousseux dans lesquels la fermentation a
été suspendue à dessein, et qui contiennent de l'acide carbonique en
dissolution, (Champagne, Condrieux, Limeux, Nissan).

Densité des vins.

La densité des vins d'un même crû varie dans des limites assez étroites, et quoi qu'elle ne soit pas toujours en rapport avec la quantité d'alcool, cependant l'alcoomètre centésimal peut servir, non à évaluer directement les proportions d'alcool contenues dans les vins, mais à fournir quelques données sur la densité comparative des vins qu'on doit soumettre à l'analyse.

Un procédé plus exact pour déterminer ces densités est celui que les physiciens emploient généralement : un flacon à densité étant pesé vide, on le pèse ensuite plein d'eau distillée, et enfin plein de vin, puis l'on calcule la différence. Il faut avoir soin d'opérer toujours à la même température.

En opérant ainsi, M. Filhol a trouvé pour les vins du département de la Haute-Garonne, la densité 0,998 (maximum) et la densité 0,991 (minimum).

De son côté, M. Fauré a trouvé pour les vins de la Gironde le chiffre 0,984 (vins rouges) et 0,996 (vins blancs).

Couleur des vins.

Les vins renferment une matière colorante bleue et une matière colorante jaune, et leur nuance varie suivant que l'une ou l'autre de ces deux matières domine. Certains vins ont une teinte évidemment violette, d'autres ont une teinte rouge orangée, dans laquelle on ne distingue rien de violet. Les différences sont très appréciables lorsqu'on se sert pour les reconnaître du colorimètre à double lunette de Collardeau ; mais lorsqu'on veut mesurer l'intensité comparative des couleurs des vins, il est évident que la comparaison de deux vins provenant de localités différentes ou dont l'un est plus vieux que l'autre, ne peut avoir aucune utilité, puisque le vin le plus vieux, par exemple, peut être moins coloré, quoiqu'il l'ait été primitivement davantage que celui anquel on le compare.

On peut aussi, pour apprécier l'intensité de la couleur des vins, faire usage d'une solution titrée de chlore ou d'hypochlorite, qu'on ajoute graduellement dans un volume de vin servant de type, et dans un égal volume du vin à essayer, jusqu'à ce qu'ils soient décolorés. Il est ensuite facile de saisir la différence de coloration par la différence qui existe entre les volumes de solution décolorante employés. Mais les indications fournies par cette méthode, paraissent être plus contestables que celles que donne l'essai au moyen du colorimètre.

Pour apprécier la quantité relative de matière bleue et de matière
jaune contenue dans les vins, M. Fauré a conseillé l'emploi d'une liqueur chlorurée à un degré tel que 100 grammes de cette liqueur décolorent exactement 100 grammes de sulfate d'indigo préparé avec
18 grammes d'acide sulfurique à 66°, 2 grammes d'indigo bengale réduits en poudre fine, et 80 grammes d'eau distillée.

La différence de poids donnée par le flacon de liqueur chlorurée avant
et après l'essai fait sur 100 grammes de chaque vin, jusqu'à ce que la
couleur bleue ait disparu, indique la quantité de chlorure employée
pour détruire la coloration bleue; on continue ensuite à verser la solution chlorurée dans le même vin, jusqu'à ce qu'il soit tout à fait décoloré, ou qu'il n'ait plus qu'une légère teinte paille, et cette dernière
opération indique la proportion de matière jaune, et par conséquent les
proportions relatives de matière jaune et bleue.

Ce mode d'essai n'est pas, il est vrai, très rigoureux, puisque le chlore
agit aussi sur le tannin, mais quand il ne s'agit que d'un examen comparatif de plusieurs vins, il est suffisant pour indiquer la différence de
coloration de chacun d'eux.

Détermination du degré d'acidité d'un vin.

Tous les vins renferment une certaine quantité d'acide libre, soit
acétique, soit œnanthique et tartrique, suivant M. J. Liebig, ou malique suivant M. Fauré. Quel que soit l'acide ou le mélange d'acide qui acidifie le vin, rien n'est plus facile que de se rendre compte
du degré d'acidité de ce liquide comparativement avec celui d'un
autre vin pris pour type; il suffit, en effet, de saturer un volume égal
connu de l'un et de l'autre par une dissolution titrée de potasse ou de
soude, jusqu'à ce que le papier ou la teinture de tournesol rouge, se
trouve ramené au bleu.

Distinction entre le vinaigre naturel au vin et celui ajouté à ce liquide.

Tout le monde sait qu'en plaçant le vin et tous les liquides alcooliques dans des conditions convenables, l'alcool représenté par la formule $C^4H^6O^2$ perd deux équivalents d'hydrogène, et se transforme en
aldéhyde $C^4H^4O^2$, qui, attaquée elle-même par deux équivalents d'oxygène, devient acide acétique hydraté $C^4H^3O^3 + HO$. L'ensemble de ces
phénomènes constitue la fermentation acide des liquides alcooliques.

Le vin peut donc, par sa fermentation, produire une certaine proportion de vinaigre ou acide acétique faible. Aussi cette circonstance est-elle devenue la source de nouvelles fraudes, qui ont fait naître la question suivante :

Peut-on distinguer, d'une manière rigoureuse et constante, si des vins ont été acidifiés par la seule influence atmosphérique, ou bien par l'addition de vinaigre déjà produit?

MM. Bobierre, Moride et Prevel ont cherché à résoudre cette question, et le résultat de leurs observations les a amenés à constater les distinctions suivantes :

Premièrement. — Par leur décomposition spontanée, les vins peuvent être classés en trois catégories parfaitement tranchées :

1° Les vins *poussés* qui possèdent *toujours* un mauvais goût, se recouvrent de byssus, et sont troubles et filants;

2° Les vins *piqués*, chez lesquels le goût et l'odeur acétiques commencent à se manifester;

3° Les vins *sautés*, qui ont une saveur de vinaigre parfaitement franche, et qui se trouvent par suite identiquement semblables à ceux dans lesquels on aurait introduit du vinaigre antérieurement fabriqué.

Il est à remarquer d'ailleurs que cette dernière catégorie de vins est fort distincte, car il est constant que les vins *poussés* n'arrivent jamais à l'acidification franche, ils ne donnent ni un vinaigre *fort* ni un vinaigre de bon goût, le contact de l'air les rend noirs et épais.

Quant aux vins *piqués*, leur état ne constitue que l'une des phases par lesquelles a dû naturellement passer un vin *sauté*.

Secondement. — Ces chimistes ont reconnu que la proportion d'alcool est sensiblement et inversement proportionnelle à la quantité de vinaigre, lorsqu'on opère avec des vins naturellement acidifiés.

Troisièmement. — Ils ont vu également que ces mêmes vins fournissent en acide acétique un chiffre d'acidification plus élevé que le mélange artificiellement opéré.

Quatrièmement. — Que lorsqu'il s'agit d'un vin sauté, l'acidification du vin se produit d'une manière tellement franche et tellement pareille à l'acidification artificielle, qu'il est difficile au dégustateur et au chimiste de se prononcer d'une manière rigoureuse.

Evaluation de la quantité d'extrait et d'eau contenus dans les vins.

La quantité d'eau contenue dans les vins ne peut pas être déterminée d'une manière directe. On la trouve de la manière suivante : on fait évaporer une quantité connue de vin à la chaleur du bain-marie, de manière à obtenir un extrait de consistance pilulaire que l'on pèse. Alors, en déduisant du poids total du vin la somme des poids de l'extrait et de l'alcool qu'on a trouvé, on a celui de l'eau.

Les chiffres suivants, trouvés par M. Filhol indiquent la quantité d'extrait que renferment les vins du département de la Haute-Garonne, qu'il a examinés.

Vin de	Années de la récolte.	Quantité d'extrait.	
Villandric..............	1842	23,42	grammes.
—	1844	24	—
Fronton..............	1842	25	—
Villemur..............	1844	28	—
Grenade..............	1844	22,30	—
Merville..............	1844	24,60	—
—	1841	21,30	—
Saint-Paul..............	1844	23,50	—
Lévignac..............	1844	23	—
Montastruc..............	1844	23,32	—
Verfeil..............	1844	21,20	—
Vieille-Toulouse........	1844	21	—
Portet..............	1843	23,50	—
—	1844	24,20	—
Cornebarieu..............	1844	22	—
Lardène..............	1844	25	—
Cugnaux..............	1844	25	—
Blagnac..............	1844	25,05	—
Leguevin..............	1844	25	—
Martres..............	1843	24	—
Carbonne..............	1844	22,50	—
Saint-Gaudens..........	1842	18,90	—
—	1842	20	—
—	1842	22	—
—	1844	24	—
Caraman..............	1844	19	—
Villefranche..............	1844	19,05	—
Avignonet..............	1844	21	—

Quoique la recherche de la quantité d'extrait que laissent les différents vins, dût être répétée sur tous les autres vins, pour être consignée dans un seul tableau, cependant, on peut, dès à présent, admettre qu'un vin naturel laisse en moyenne 22 grammes d'extrait.

Détermination de l'eau qu'on ajoute au vin.

La falsification du vin par l'eau ou le *mouillage* est sans contredit la moins nuisible de toutes. Cependant, comme le vin sert principalement à restaurer les forces, et comme il est souvent ordonné dans une semblable intention aux malades et aux convalescents, on conçoit que cette falsification ne soit pas indifférente pour la santé publique, abstraction faite de ce qu'offre de reprochable, sous le rapport moral, toute manœuvre qui tend à dénaturer au profit du vendeur un objet destiné à être livré au commerce.

Jusqu'à présent, la dégustation seule a pu faire reconnaître cette falsification ; mais malgré toute l'habileté des personnes qui ont depuis longtemps exercé leur palais à ce genre de recherches, on peut bien penser qu'un procédé d'analyse ainsi basé sur les indications fournies par les organes des sens, ne soit pas toujours d'une exactitude rigoureuse, et cela avec d'autant plus de raison que les vins ne sont jamais d'une force égale, et que, suivant l'année, ils sont plus ou moins faibles.

MM. Girardin et Preisser avaient annoncé en 1844 qu'ils étaient arrivés à reconnaître les vins additionnés d'eau, en les soumettant à un essai chimique. Mais il est à regretter que ces chimistes n'aient pas publié leur procédé.

M. Bouchardat considérant que la principale falsification des vins consiste à les introduire dans les villes à octroi, surchargés d'alcool et à les étendre d'eau, a invoqué les données suivantes pour déceler cette fraude :

1° Comparaison du résidu solide laissé par un vin normal avec celui fourni par le vin suspect. (Un vin normal assez dépouillé pour être potable, laisse en moyenne, suivant l'auteur, 22 grammes de résidu sec);

2° Décoloration par le chlore d'un échantillon de vin normal et d'un échantillon de vin soupçonné ;

3° Addition dans le vin normal et dans le vin frelaté d'oxalate ammonique, et évaluation de l'oxalate calcaire précipité.

Les vins naturels potables conservés sans addition pendant deux ans au moins, sont dépouillés par les dépôts et les soutirages successifs de

la plus grande partie de leurs sels calcaires. Ils doivent donc fournir un précipité très-faible d'oxalate d'ammoniaque. Dans Paris, les vins allongés, au contraire, en donnent un assez copieux, parce qu'ils le sont ordinairement avec de l'eau de puits par le marchand, qui aime à faire clandestinement ces additions, et qui craindrait d'éveiller les soupçons en faisant entrer chez lui des masses d'eau de Seine.

Mais l'on conçoit que la présence des chlorures de calcium et de magnésium, ainsi que celle du sulfate de chaux dans le vin, par suite d'une addition d'eau, puisse varier selon les localités, car la quantité de ces sels contenue dans l'eau, varie elle-même selon les localités.

En résumé, dans l'état actuel de la science, on peut établir la quantité d'eau ajoutée à un vin dont on a le type : 1° en constatant la quantité d'alcool contenue dans ce vin; 2° par l'évaporation faite dans des conditions convenables, et la comparaison de la quantité d'extrait obtenue de 100 parties de vin type avec celle fournie par 100 parties de vin allongé; 3° par la comparaison des proportions de crème de tartre fournies par ces deux vins; 4° par l'examen du produit de l'incinération, et la recherche dans ces cendres des quantités de carbonates alcalines et de celles de sels solubles et insolubles; 5° par les indications que fournit la saturation d'une quantité donnée de vin au moyen d'une liqueur alcaline titrée; 6° par la décoloration à l'aide du chlore du vin normal et du vin analysé; 7° enfin, dans certaines localités, par l'évaluation des quantités de chaux que le vin renferme en dissolution.

Détermination de la quantité d'alcool contenue dans les vins, et de la proportion normale de cet alcool dans différents vins.

Une des opérations les plus essentielles lorsqu'on procède à l'analyse du vin, et, en général, d'un liquide alcoolique, est celle qui consiste à rechercher la proportion d'alcool. Plusieurs procédés ont été successivement imaginés pour arriver à ce but.

1° *OEnomètre tabarié.* — Le premier instrument qui ait été proposé pour reconnaître la richesse alcoolique des vins, est un aréomètre dont les degrés, très étendus, ont été divisés chacun en 10 parties, et auquel on a appliqué le nom de pèse-vin ou œnomètre. Afin d'éluder la difficulté qu'offre, pour l'exactitude de l'essai, la présence des matières autres que l'alcool en dissolution dans le vin, M. Tabarié commence par déterminer la densité du vin à essayer; puis, il en prend un volume connu qu'il fait bouillir jusqu'à ce que tout l'alcool en ait été chassé, et il ajoute de l'eau au résidu, de façon à reproduire le volume primitif; il détermine la densité de ce mélange, qui doit représenter celle qu'aurait eue le vin, s'il n'eût point contenu d'alcool; la différence qui existe entre la densité de ce nouveau liquide et celle du vin lui-même indique la richesse alcoolique de ce dernier. Des tables en devaient faire connaître le chiffre, mais il ne paraît pas que l'auteur ait terminé ce travail.

2° *Alambic Descroizilles.* — L'alambic de Descroizilles vint après l'œnomètre. Perfectionné par M. Gay-Lussac, ce moyen est peut-être encore de tous les procédés le plus exact. Il consiste à distiller trois parties du vin, à recueillir le tiers du produit, et à prendre le titre de ce dernier à l'aide de l'alcoomètre à +15° (1). En divisant ce titre par 3, on a celui du vin.

Si le vin est très riche et contient, par exemple, de 14 à 16 pour 100 d'alcool, la vinasse ou résidu de la distillation n'est pas épuisée en distillant le tiers; il faut alors pousser l'opération jusqu'à ce que la moitié du liquide soit passée, et alors on ne divise que par 2 le degré obtenu.

3° *Ebullioscope Conaty.* — En 1823, M. F. Groening, de Copenhague,

---

(1) M. Filhol avait fait observer, avec raison, que l'acide acétique qui existe souvent dans les vins et qui distille alors avec l'alcool, change un peu la densité du liquide, et que dès lors les indications de l'alcoomètre ne sont plus d'une exactitude absolue. Pour parer à cet inconvénient, ce chimiste a essayé, à plusieurs reprises, de distiller le vin après l'avoir saturé avec une dissolution de potasse ou de soude; mais il a été obligé de renoncer à ce procédé : le vin saturé ne distille pas aussi facilement; il est devenu visqueux et forme une écume qui entraîne facilement le liquide de la cucurbite dans le récipient. Cependant l'auteur ajoute qu'il a réussi, à l'aide de beaucoup de précautions, à distiller du vin préalablement saturé, et il a trouvé de si faibles différences entre les résultats de l'opération ainsi conduite, et ceux que fournit la distillation pratiquée à la manière ordinaire, qu'il croit que cette dernière n'occasionne pas une erreur suffisante pour que son emploi doive être rejeté.

Il est bon, du reste, d'essayer l'alcool obtenu avec un papier bleu de tournesol, pour s'assurer de la présence ou de l'absence d'acide dans ce liquide.

avait déjà proposé l'emploi du thermomètre pour mesurer la richesse alcoolique des liquides. Mais il n'avait construit aucun appareil particulier, et c'est cette lacune que M. Conaty a remplie en imaginant son *ébullioscope*. Le procédé est fondé sur le point d'ébullition des liquides alcooliques et s'applique à tous les liquides de cette nature. Le point d'ébullition de l'eau est à + 100° sous la pression barométrique de 0m,76. Celui de l'alcool pur sous la même pression est à + 78°. Cela posé, il en résulte que des mélanges en proportion variée d'alcool et d'eau entrent en ébullition à des degrés différents, compris entre 78 et 100; que ce degré est d'autant plus rapproché de 100 que le liquide contient plus d'eau, et qu'il est au contraire plus rapproché de 78 qu'il renferme plus d'alcool. Une table indiquant les points d'ébullition des divers mélanges alcooliques, peut dès lors fournir l'indication cherchée.

Le problème se compliquerait si ces mélanges renfermaient des substances qui, comme la potasse caustique, le carbonate et l'acétate de potasse, sont très avides d'eau, et n'ont que peu d'affinité pour l'alcool. Car alors le point d'ébullition des mélanges serait abaissé, et le procédé accuserait une quantité d'alcool de beaucoup supérieure à celle qu'ils contiendraient réellement. Mais comme la crème de tartre, la glucose et les autres substances contenues dans le vin ne modifient pas sensiblement son point d'ébullition, il s'en suit que la méthode alcoométrique basée sur le point d'ébullition des liquides alcooliques, est parfaitement applicable à l'essai des vins.

L'appareil de M. Conaty constitue un simple thermomètre placé sur une échelle métallique. Celle-ci est divisée de manière que le point correspondant à l'ébullition de l'eau pure marque 0°, c'est-à-dire 0 alcool. Le point inférieur correspondant à l'ébullition de l'alcool pur porte 100° qui indiquent 100 centièmes d'alcool; tout l'espace intermédiaire est divisé d'après l'expérience en degrés qui expriment des centièmes d'alcool depuis 0 jusqu'à 100. Ainsi, lorsqu'en plongeant le thermomètre dans le liquide qu'on veut essayer, on voit le mercure indiquer le nombre 12, par exemple, au moment où le vin entre en ébullition, on en conclut que ce vin contient 12 centièmes ou 12 pour 100 d'alcool. L'appareil comprend donc l'échelle thermométrique, l'échelle de correction des pressions, le bouilleur qui vient immédiatement après le thermomètre, et enfin le réchaud.

En raison du facile dégagement de l'alcool sous l'influence de la chaleur, il est important dans cet essai, de prendre le chiffre du thermomètre au premier bouillon de l'alcool : car plus tard les indications ne seraient pas exactes.

La pression atmosphérique pouvant varier et cette circonstance pouvant influencer l'essai, M. Conaty, pour donner à son procédé toute la rectitude possible et éviter des corrections compliquées, a imaginé une échelle thermométrique mobile, au moyen de laquelle en faisant bouillir de l'eau distillée, au moment de l'expérience on peut placer le 0° au point qui lui convient.

Pour l'essai des vins, ce procédé est, selon M. Bussy, exact à un centième près.

4° *Ebullioscope Vidal.* — M. l'abbé Brossard-Vidal a fait connaître, il y a déjà plusieurs années, c'est-à-dire bien avant M. Conaty, un petit bouilleur fondé sur le même principe, à savoir, que la température de l'ébullition d'un liquide spiritueux n'est que peu changée par une petite quantité de matière soluble qui altère assez la densité de ce liquide pour que les aréomètres ne puissent plus servir à en faire connaître la richesse. Ce petit bouilleur, nommé *ébullioscope à cadran* et imité du baromètre à cadran, se compose d'un large réservoir de verre terminé par une partie plus étroite. Ce tube est plein de mercure jusqu'à une petite distance de l'extrémité. Sur le mercure repose un petit flotteur, attaché à un fil tendu par un contrepoids. Ce fil enroulé sur une poulie fait marcher une aiguille quand la température s'élève à un certain degré. L'espace compris entre le point d'ébullition de l'alcool et celui de l'eau qui forme le *zéro,* a été divisé en 100 parties d'inégale longueur, obtenues en tenant le tube à mercure successivement dans l'eau pure et dans des mélanges connus d'eau et d'alcool, portés à la température de l'ébullition.

Cet appareil est moins facile à manœuvrer, et fournit des indications moins précises que l'ébullioscope de M. Conaty.

5° *Dilatomètre alcoométrique.* — M. Silbermann a proposé une méthode d'essai des vins qui repose sur la propriété que présente l'alcool d'être trois fois plus dilatable que l'eau, pour une égale augmentation de température entre 0° et 78°. D'après cela, il ne s'agit donc, pour connaître la richesse alcoolique d'un mélange que de connaître exactement la quantité dont il se dilate pour une élévation de température connue. En conséquence, prenant pour température originelle 25° centésimaux, parce qu'en tout temps il est facile de préparer un bain d'eau à cette température, M. Silbermann plonge dans ce bain une sorte de thermomètre ayant la forme d'une pipette, et rempli soit d'eau, soit d'alcool jusqu'à un trait marqué sur la tige. Chauffant ensuite par immersion dans un autre bain, jusqu'à 50°, il marque d'un trait le point où s'élève l'eau, et ensuite le point le plus élevé qu'atteint l'alcool, essayant de même tous les mélanges par centièmes depuis 1 jusqu'à 99, l'intervalle compris entre la dilatation de l'eau et celle de l'alcool se trouve divisé en 100 parties.

Pour essayer un vin ou liquide alcoolique avec cet appareil, on remplit la pipette dont on élève la température à 25°, on extrait l'air ou le gaz à l'aide d'un petit piston, et l'on en fait écouler une partie en pressant par une vis un petit obturateur jusqu'à ce que le niveau soit descendu au trait marqué 0°. Il suffit alors de plonger dans un deuxième bain chauffé à 50° pour voir le niveau s'élever dans la tige jusqu'au trait indiquant par un chiffre le nombre de centièmes d'alcool pur contenu dans le liquide essayé.

Un petit thermomètre à mercure, fixé sur la même règle de cuivre, près de la pipette, facilite l'observation du degré.

Les substances salines ou sucrées contenues dans les vins ne changent la dilatabilité ni de l'eau, ni de l'alcool; on n'a aucune correction à faire, et quelques minutes suffisent pour un essai.

Nous donnons ici le tableau des quantités en volumes d'alcool absolu, renfermées dans différents vins et diverses boissons :

	Volume d'alcool absolu sur 100 p. en volume.		Volume d'alcool absolu sur 100 p. en volume.
Whiskey d'Ecosse	49,97	Vin de Polares	18,17
— — d'Irlande	49,59	— de Lacryma-Christi	18,12
Rhum	49,38	— de Vidonia	17,71
Eau-de-vie	49,12	— de Xeres	17,63
Génièvre	47,47	— de Malaga de 1666	17,42
Vin de Marsalla	23,83	— de Lisbonne	17,42
— de Lissa	23,37	— de Constance rouge	17,41
— de raisin sec	23,11	— de Carcavello	17,17
— de Madère rouge	20,52	— de Bucellas	17,01
— de Madère blanc	20	— de Bagnols	17
— de Porto	20	— muscat du cap	16,79
— de Ténériffe	18,20	— de Roussillon	16,68
— de groseilles	18,91	— d'Ille de 1837 (Pyr.-Orient.)	16,27
— de Madère du cap	18,87	Vin de Collioure de 1838 (Pyrénées-	
— de Constance blanc	18,17	Orientales)	16,10

	Volume d'alcool absolu sur 100 p. en volume.
Vin de Grenache.	16
— de Banyuls-sur-Mer de 1838 (Pyrénées-Orientales).	15,90
Vin d'Alba-Flora. . . . . . • . .	15,88
— de Zante. . . . •	15,68
— de l'Ermitage blanc (Drôme) .	15,5
— de Baho 1837 (Pyr.-Orient.) . .	15,4
Vin de Jurançon blanc (Bearn). . .	15,2
— de Ceret 1837 (Pyr.-Orient.) .	15 2
Malvoisie de Madère.	15,08
Vin de Malaga.	15
— de Sauterne blanc (Gironde). .	15
— de Saint-Georges (Côte-d'Or) .	15
— de Chypre	15
— d'Arles 1837 (Pyr.-Orient.) . .	15
Vin de Trouillas 1837 (Pyrénées-Orientales).	15
Vin de Perpignan 1837 (Pyrénées-Orientales).	15
Vin de Corneille de la Rivière de 1837 (Pyrénées-Orientales), . .	14,93
Vin de Tresserre de 1837 (Pyrénées-Orientales).	14,80
Vin de Maury de 1857 (Pyrénées-Orientales).	14,70
Vin de Borsac blanc, premier crû (Gironde).	14,70
Vin de Rivesaltes de 1837 (Pyrénées-Orientales).	14,60
Vin de Millas de 1837 (Pyrénées-Orientales).	14,60
Vin de Bages de 1837 (Pyrénées-Orientales).	14,57
Vin de Rhodez de 1837 (Pyrénées-Orientales).	14,53
Vin de Baixas de 1837 (Pyrénées-Orientales).	14,50
Vin de Finestral de 1837 (Pyrénées-Orientales)	14,43
Vin de Chiraz	14,28
Vin de Vinça de 1837 (Pyr.-Orient.)	14,27
Vin de Torrnilles de 1837 (Pyrénées-Orientales).	14 23
Vin de Calce de 1837 (Pyrénées-Orientales).	14,20

	Volume d'alcool absolu sur 100 p. en volume.
Vin d'Espira-de-l'Agly de 1837 (Pyrénées-Orientales)	14,20
Vin de Syracuse . . •	14,06
— de Tavel, pelure d'ognon (H.-Garonne)	14
Vin de Corbère de 1837 (Pyrénées-Orientales).	13,90
Vin de Prades de 1837 (Pyrénées-Orientales), ...	13,87
Vin de Jurançon rouge (Béarn) . .	13,70
— de Lunel (Hérault)	13,70
— de Poudenzac blanc, premier crû (Gironde).	13,70
Vin de Saint-Paul de 1837 (Pyrénées-Orientales)	13,70
Vin d'Argelès de 1837 (Pyrénées-Orientales).	13,70
Vin de Bergerac blanc.	13,65
— de Villefranche de 1837 (Pyrénées-Orientales)	13,60
Vin de Palla de 1837 (Pyrénées-Orientales).	13,60
Vin de Nice	13,46
— de Vauvert.	13,30
— d'Olette de 1837 (Pyrénées-Orientales).	13,16
Vin de Claret (Bordeaux exporté à Londres).	13
Vin de Poudenzac blanc, 2e cru (Gironde).	13
Vin de Salces de 1837 (Pyrénées-Orientales).	13
Vin de Narbonne de 1837 (Pyrénées-Orientales)	13
Vin des coteaux d'Angers.	12,90
— de Saint-Martin de 1837 (Pyrénées-Orientales)	12,90
Vin de Champagne non mousseux.	12,77
— d'Alicante	12,69
— de Barsac, deuxième crû (Gironde).	12,60
Vin de Villandrie de 1842 (Haute-Garonne)	12,58
Vin blanc de Pineau-Girolles (Yonne)	12,54

Volume d'alcool absolu sur 100 p. en volume.

Vin blanc de Nauchèvre de 1842 (Yonne) 12,50
Vin de Grave (Gironde) 12,30
— de Tinto. 12,24
— de Beaune blanc (Côte-d'Or) . . 12,20
— blanc de Sainte-Croix-du-Mont (Gironde) 12,15
Vin de Barsac blanc, troisième crû (Gironde) 12,10
Vin de Poudenzac blanc, troisième crû (Gironde). 12,10
Vin de Fronton rouge de 1842 (Haute-Garonne). 12,03
Vins de Guisenheim et d'Audesheim (Rhin) 12
Vin de Frontignan (Hérault) . . . 11,80
— de Champagne mousseux . . 11,77
— de Vaumorillon, 1842 (Yonne) 11,66
— de Cahors terrain calcaire (Lot) 11,36
Vin de Charlouts 1842 (Yonne). . 11,33
— de l'ermitage rouge (Drôme) . 11.33
— de Côte Rôtie (Lyonnais) . . . 11,30
— Vin de Fitou de 1837 (Pyrénées Orientales) 11,30
Vin de Fronton blanc de 1842 (Haute-Garonne) 11,25
Vin d'Avallon rouge 1834, 1er crû (Yonne). 11,14
Vin de Marlres de 1843 (Haute-Garonne) 11,16
Vin de Villandrie de 1844 (Haute-Garonne) 11,10
Vin de Macon blanc (Saône-et-Loire). 11
Vin de Volnay (Côte-d'or) 11
— de Markobrunn (Rhin) 11
— de Weinheim (Rhin) 11
— d'Eisler (Rhin) 11
— rouge de Tonnerre, côte pitois, 1840 (Yonne) 11
Vin de St. Christol rouge 11
— blanc de Lussac (Gironde) . . 11
— de Groseilles à maquereau . . 10,89
— de Steinberg (Rhin) 10,87

Volume d'alcool absolu sur 100 p. en volume.

Vin d'Orléans (Loiret) 10,66
— de Gaillac rouge (Tarne-et-Garonne) 10,66
Vin de Leguevin de 1844 (Haute-Garonne) 10,66
Vin de Merville de 1844 (Haute-Garonne) 10,65
Vin rouge de St. Martin de 1841 (Gironde) 10,62
Vin rouge de Cot de 1837 (Tarn-et-Garonne). 10,60
Vin de Thérac rouge de 1841 (Lot-et-Garonne) 10,60
Vin de Merville de 1841 (Haute-Garonne) 10.60
Vin d'oranges fait à Londres . . . 10,36
— de Grenade de 1844 (Haute-Garonne) 10,35
Vin d'Avignonnet de 1833 (Haute-Garonne) 10,34
Vin rouge de Vautiercelins 1840 (Yonne). 10,33
Vin de Villemur de 1844 (Haute-Garonne) 10,33
Vin de Lévignac de 1844 (Haute-Garonne) 10,33
Vin de St. Paul de 1844 (Haute-Garonne) 10,30
Vin rouge de Palus St. Vincent de 1843 (Gironde) 10,30
Vin de Blayes rouge de 1841 (Gironde). 10.25
Vin de Pia de 1837 (Pyrénées Orientales) 10,27
Vin de la mission, rouge de 1841 (Gironde) 10.12
Vin de Bordeaux rouge de 1841 (Gironde) 10,10
Vin blanc de Cot de 1840 Tarn-et-Garonne) 10,10
Vin de Montastruc de 1844 (Haute-Garonne) 10,10
Vin de Picardan blanc 10
— de la côte Pitois de 1839 (Yonne) 10

Volume d'alcool absolu sur 100 p. en volume.

Vin de Cot rouge de 1840 (Tarn-et-Garonne.	10
Vin de Portet de 1843 (Haute-Garonne)	10
Vin de Cornebarica de 1844 (Haute-Garonne)	10
Vin de Cahors, terrain argileux (Lot)	10
Vin de Nanchèvre blanc de 1841 (Yonne).	9,99
Vin de Tronquoy-Lafond rouge de 1840 (Gironde).	9,90
— de Tronquoy-Lalande (Gir.)	9,90
— de Saumur	9,90
— de Libourne rouge (Gironde)	9,85
— de Laroze-Kirwan (Gironde)	9,80
— de Pouillet rouge de 1841 (Gir.)	9,71
— de Saint-Estèphe rouge (Gir.)	9,70
— de Vouvray blanc	9,66
— de Goux rouge de 1842 (Tarn-et-Garonne).	9,65
Vin de Castre de 1842 (Gironde).	9,60
— de St-Gaudens de 1842 (Haute-Garonne).	9,60
Vin de Blagnac de 1844 (H.-Gar.)	9,50
— de Barsac rouge de 1841 (Gir.)	9,45
— de Carbonne de 1844 (H.-Gar.)	9,47
— de Portet de 1844 (Haute-Gar.)	9,46
— de Château-Latour rouge de 1840 (Gironde).	9,35
Vin de Gaillardel blanc de 1840 (Lot-et-Garonne).	9,33
Vin de Réveille rouge de 1842 (Tarn-et-Garonne).	9,33
Vin des Bridaines rouge de 1839 (Yonne).	9,33
Vin de La Réole blanc (Gironde).	9,25
— de Saint-Médard rouge de 1841 (Gironde).	9,25
Vin de Contenge.	9 20
— de Saint-Emilion rouge de 1841 (Gironde).	9,18
Vin de Verfeil de 1844 (Haute-Gar.)	9,13
Cidre, le plus spiritueux	9,10
Vin de Bartherac rouge de 1841	

Volume d'alcool absolu sur 100 p. en volume.

(Tarn-et-Garonne).	9,10
Vin de Blanquefort rouge de 1841 (Gironde)	9,10
Vin de Saint-Savin rouge de 1841 (Gironde).	9,10
Vin de Léoville (Gironde).	9,10
— de Giscours (Gironde)	9,10
— de Tokay	9,10
— de Genissac rouge de 1841 (Gironde).	9,05
Vin de Lussac rouge de 1841 (Gir.)	9,
— de Bazas rouge de 1841 (Gir.)	9,
— de Saint-Laurent rouge de 1841 (Gironde).	9,
Vin de Pessac rouge de 1841 (Gir.)	9,
— de Saint-Macaire blanc (Gir.)	9,
— de Pouilly blanc.	9,
— de Dirnheim et de Wiesloch (Rhin)	de 5 à 9
Vin de Saint-Sulpice rouge de 1841 (Gironde).	8 90
Vin de Cubzac rouge de 1841 (Gir.)	8 75
Vin de Saint-Maxent rouge de 1841 (Gironde).	8,75
Vin de Château-Margaux rouge de 1840 (Gironde)	8 75
Vin de Lardène de 1844 (Haute-Garonne).	8,73
Vin de Château-Laffitte rouge de 1840 (Gironde).	8,70
Vin du Cher.	8 70
Vin de Castellon blanc (Gironde).	8,67
— de Sologne blanc.	8,66
— de St-Gaudens de 1844 (Haute-Garonne).	8,60
Vin de La Réole rouge de 1841 (Gir.)	8,50
Vin de Caraman de 1844 (Haute-Garonne).	8,50
Vin de Revel de 1844 (H.-Garonne)	8.41
— de Sancerre rouge.	8,33
— de Chinon rouge.	8.33
Aile de Burton.	8,20
Vin de Bomme blanc (Gironde).	8,15
— de Vieille-Toulouse de 1844 (Haute-Garonne).	8,14

	Volume d'alcool absolu sur 100 p. en volume.		Volume d'alcool absolu sur 100 p. en volume.
Vin de Sureau.	8,08	Hydromel.	6,73
— de Duchatel Saint-Julien rouge de 1838 (Gironde).	8,	Poiré.	6,70
— de Saint-Macaire rouge de 1841 (Gironde).	7,80	Vin de Saint-Aignan rouge. . . .	6,66
		Aile d'Edimbourg	5,70
		Cidre le moins spiritueux.	4,
Vin de Macon rouge.	7,66	Porter de Londres.	3,9 à 4,5
— de Villefranche de 1844 (Haute-Garonne).	7,60	Bière de Strasbourg	3,5 à 4,5
		Bière de Lille	2,9 à 3
Vin de Blois rouge.	7,33	Petite bière de Londres.	1,2
— de Chablis blanc.	7,33	Bière de Paris (petite et double). .	1 à 2,5
— d'Orléans rouge	7,		

Du vinage et distinction de l'alcool naturel au vin et de l'alcool ajouté
à ce liquide.

Le vinage est une opération qui consiste à ajouter de l'alcool au vin. Une loi affranchit de tous droits les eaux-de-vie versées sur les vins , pourvu que la quantité employée n'excède par la proportion de cinq litres d'alcool pur par hectolitre de vin, et que les vins soumis à cette opération ne contiennent pas plus de ving-un centièmes d'alcool pur. Ce mélange est ainsi facilité en vue de donner aux vins faibles la force et les qualités qui leur manquent pour pouvoir se conserver et pour supporter les transports. Mais ce n'est là qu'une source d'abus.

Le vinage est devenu aujourd'hui le mode de falsification le plus généralement usité et le plus profitable à ceux qui l'exercent. Il suffit en effet de faire venir du midi des vins qui sont très hauts en couleur, qui ont déjà été vinés aux lieux de provenance; on les vine encore plusieurs fois, soit hors barrières, soit à l'entrepôt, avec des eaux-de-vie de qualité inférieure et souvent pernicieuse, et lorsqu'ils contiennent quarante et quelquefois jusqu'à soixante pour cent d'alcool, on les fait entrer dans Paris, où ils n'acquittent que les droits ordinaires exigés pour le vin.

Cette grande vinosité sert à masquer des copieuses additions d'eau mélangées de vinaigre, de telle sorte que d'un hectolitre de vin, la fraude en fait deux, trois et même quatre qui n'ont payé pour les droits d'entrée que comme un hectolitre de vin et qui n'ont rien payé pour l'excédant d'eau-de-vie frauduleusement ajoutée et le plus souvent fraudée elle-même, dont le droit s'élève à 82 fr. 50 c. par hectolitre d'alcool pur (1).

---

(1) On doit se rappeler à ce sujet le passage suivant tiré du discours remarquable prononcé par M. Gay-Lussac, le 21 juin 1844 à la chambre

Ce genre de falsification est d'autant plus dangereux qu'il est le plus difficile à atteindre. Quoiqu'on le distingue d'abord assez facilement au goût, lorsqu'il a été récemment employé, cependant au bout d'un certain temps et souvent même pendant l'intervalle qui s'écoule entre la saisie et le jugement, l'alcool et l'eau se sont tellement incorporés avec le vin, qu'il devient impossible de les reconnaître.

Le fait seul des falsifications et les condamnations auxquelles elles ont donné lieu font ressortir les abus du vinage; car, dans l'état actuel de la législation, l'administration ne possède pas des moyens de vérification pratique; et bien que ses employés ne tolèrent pas que l'on vine en leur présence au delà des limites de la loi, il est difficile de s'assurer si le vin que l'on va soumettre à cette opération ne l'a pas déjà subie plusieurs fois. La même impuissance se manifeste aux barrières, où on laisse entrer des vins surchargés d'alcool, faute de pouvoir constater les excédants.

De plus, il faut observer ici que si le vin fortement alcoolisé et ramené à un degré naturel au moyen d'eau n'est point positivement insalubre, il n'agit pas cependant sur l'organisme comme le vin naturel; ainsi il ne désaltère pas, donne de la sécheresse au palais et au gosier et détermine plus promptement l'ivresse.

Voilà le vinage et ses conséquences : falsification des vins sous le couvert de la loi, à l'aide des éléments les plus dangereux; entrée sans paiement des droits d'alcools de toute nature dans Paris, et substitution de cette boisson mortelle au vin naturel pour moitié dans la consommation générale et particulièrement des classes peu fortunées.

Un auteur qui a voulu garder l'anonyme a indiqué le procédé suivant pour arriver à distinguer l'alcool naturel au vin de celui qu'on y ajoute souvent après le mouillage, dans le but de le réchauffer. Ce moyen d'investigation n'est réellement utile que dans le cas où l'on ne peut disposer du vin du même cru, pour point de comparaison, en les soumettant l'un après l'autre aux procédés alcoométriques que nous avons décrits.

Le moyen est basé sur ce fait bien établi que l'alcool ajouté au vin

---

des pairs : « Un hectolitre de vin et un hectolitre d'alcool rendus dans
« Paris auront acquitté en droits le premier 20 fr. 35 c., le second 82 fr.
« 50 c. Or, avec un hectolitre d'alcool on pourra en produire 10 de vin
« à 10 centimes, qui auraient pu rendre à l'octroi 203 fr. 50 c. Il restera
« conséquemment à la fraude, dans le cas le plus défavorable, une prime
« de 121 fr. pour 10 hectolitres de vin. »

après que celui-ci a subi la fermentation complète dans le tonneau, ne s'y trouve qu'en état de mélange plus ou moins parfait. Cet alcool surajouté s'évaporant avant l'ébullition bien décidée du vin n'entre pas dans sa composition essentielle.

L'appareil convenable pour cette épreuve se compose d'une petite capsule ordinaire, au-dessus de laquelle on suspend, presque au niveau de la surface du liquide, une très petite lampe, de la capacité et de la forme d'un gros dé à coudre, portant deux ou trois becs garnis chacun d'un brin de coton filé, et qui plongent dans de l'huile épurée. Le tout étant ainsi disposé, on chauffe le vin après avoir allumé la petite lampe; les vapeurs de l'alcool non combiné s'enflamment bientôt après par la rencontre des mèches, et forment un cercle de lumière rougeâtre qui répand l'odeur de l'esprit de vin.

Le même phénomène ne se produit que quelques instants plus tard par l'évaporation de l'alcool qui fait partie essentielle du vin, et alors que celui-ci est arrivé à l'état d'ébullition entière. Cependant, dans cette dernière circonstance, il convient de monter la petite lampe à quelques centimètres de plus au-dessus du liquide; c'est pour éviter que les vapeurs aqueuses, mêlées avec celles de l'alcool, venant à éteindre les petites mèches, ne donnent lieu à tirer de l'épreuve une fausse conséquence.

D'après les assertions de l'auteur anonyme, on trouve rarement des vins de liqueur, qui, étant soumis à l'expérience ci-dessus, ne donnent la preuve d'un mélange d'eau-de-vie ou d'alcool.

Du mélange des vins et des moyens de le reconnaître.

Lorsqu'un vin est dépourvu de qualité, qu'il est dégénéré, ou qu'il a un goût désagréable, on le mêle avec d'autre pour le rendre meilleur, et si l'on veut faire voyager des vins trop faibles ou trop délicats pour supporter le transport, on y ajoute des vins plus corsés qui leur donnent la force dont ils manquent. Cette opération se pratique dans les vignobles comme chez les marchands; mais ces derniers y ont recours beaucoup plus souvent que les propriétaires, soit pour établir des vins d'une qualité convenable à des prix modérés, soit pour satisfaire le goût des consommateurs auxquels ils les destinent.

Le mélange de plusieurs vins ne peut pas présenter l'imitation d'un vin pur, car le premier résultat de cette opération est de priver ceux qui la subissent du caractère particulier qui les distingue, et surtout du bouquet et du goût qu'ils doivent soit à l'espèce de vigne dont ils proviennent, soit au sol sur lequel ils ont été récoltés. Mais la connaissance parfaite du caractère des différents vins ne pouvant s'obtenir que par suite d'une longue expérience, il n'est pas étonnant que le consommateur soit souvent trompé sur cet objet. Il faut un palais très exercé pour distinguer les différentes espèces de vin qui composent un mélange. Car malheureusement la chimie ne peut fournir aucune donnée précise pour résoudre ce problème. Cependant tout nous porte à croire que la science fera des pas dans ce sens, car nous verrons plus loin à propos de l'acide œnanthique et du bouquet des vins, qu'il n'est pas le même pour tous, et qu'on a trouvé dans les vins de Bordeaux et de la Haute-Garonne un sel végétal, le tartrate de fer, dont la présence n'a jusqu'à présent été indiquée dans aucun vin des autres départements de la France. La recherche de ce tartrate de fer peut donc servir à déceler, jusqu'à un certain point, la présence d'un vin de Bordeaux ou de Haute-Garonne dans un mélange de vins.

Du reste, *un mélange de plusieurs vins entre eux peut-il être considéré comme un vin falsifié ?* Un vin qui résulte du mélange de plusieurs vins, vins auxquels on n'a pas ajouté d'eau, ni *d'autres substances que du vin*, n'est pas un vin falsifié. Cette opinion se trouve fortifiée par le passage suivant extrait d'un rapport de Buquet, lu dans une des séances de la société de médecine, en 1776 : « Je regarde comme une correction « utile le mélange d'un vin généreux avec un vin faible, d'un vin trop « léger avec un vin qui a plus de corps et qui nourrit davantage, d'un « vin tartareux avec un vin qui graisse et dont l'altération est très pro— « chaine, puisque, dans ces cas, l'avantage est égal pour les deux vins « mélangés, qui, pris séparément, seraient tous deux de médiocre « qualité, etc. »

Mais si le mélange des vins est quelquefois indispensable, nous devons dire ici que l'on ne doit pas ajouter aux vins, et en général aux autres boissons, des produits destinés à masquer leurs défauts ; car c'est en appliquant en partie ce principe que l'on est arrivé à introduire dans les boissons, 1° de la potasse pour leur enlever leur acidité ; 2° de l'acide tartrique pour leur en donner, etc.

Dans ces cas, ces liquides doivent donc être considérés comme étant falsifiés.

Nous ne terminerons pas ce qui a rapport au mélange des vins sans dire que si l'on avait saisi chez un marchand loyal un vin qui ne serait que le mélange de plusieurs vins; on devrait, dans le cas où le mélange pourrait être recomposé dans les mêmes proportions, devant des experts, examiner comparativement et le vin saisi, et le vin résultant du mélange des divers vins, puis faire ressortir les analogies ou les différences qui résulteraient de ces deux analyses.

De la proportion du sucre renfermée dans les vins et de sa détermination.

On sait que plusieurs vins renferment des parties sucrées, on sait aussi que l'on ajoute quelquefois à quelques uns d'entre eux du sucre ordinaire, ou du glucose. Il peut donc devenir important de reconnaître la présence et la quantité de ces principes.

Pour cela, le meilleur procédé à employer est celui indiqué par M. Péligot. Ce procédé est basé sur l'action essentiellement différente que les alcalis exercent sur les deux sortes de sucre, le sucre ordinaire et le glucose. Le sucre ordinaire se combine avec les alcalis; il forme avec les bases des composés en proportions définies dont on peut retirer le sucre sans qu'il ait subi la moindre altération.

Le glucose se combine également avec les alcalis; mais il donne naissance à des composés d'une nature tellement éphémère qu'il est impossible de les conserver intacts au delà de quelques instants. Et cette action lente des alcalis sur le glucose à la température ordinaire se développe immédiatement si l'on fait bouillir instantanément la dissolution de ce corps.

L'alcali dont on se sert pour les essais saccharimétriques est la chaux; on sait que l'eau pure ne dissout qu'un millième de son poids de chaux, tandis que l'eau sucrée en dissout une quantité proportionnelle au poids le sucre qu'elle contient.

Si donc l'on triture pendant huit à dix minutes dans un mortier un volume connu du liquide sucré à essayer, avec un excès de chaux éteinte et qu'on filtre; en prenant ensuite un nombre déterminé de centimètres cubes de la liqueur filtrée, les étendant d'eau, y versant quelques gouttes de tournesol, et les saturant exactement par une liqueur normale d'acide sulfurique, on connaîtra la quantité de chaux dissoute par le volume de liquide sucré employé et par suite celle de sucre renfermée dans ce dernier.

La liqueur sulfurique dont on fait usage pour la saturation de la dissolution calcaire de sucre, contient par litre 21 grammes d'acide sulfurique pur à 66°. Un litre de cette liqueur sature la quantité de chaux qui est dissoute par 50 grammes de sucre.

Si le liquide sucré contient en outre du glucose, après avoir fait l'essai précédent, on fait bouillir une partie de la liqueur au bain marie pendant quelques minutes ; elle brunit, fournit un dépôt qui ne disparaît pas par le refroidissement, si le glucose s'y trouve en forte proportion. Elle développe une odeur de sucre brûlé. Enfin un deuxième essai alcalimétrique accuse moins de chaux que le premier , et cette quantité appartient totalement au sucre ordinaire, a chaux dissoute à froid par le glucose ayant donné naissance à des sels neutres sur lesquels la liqueur normale d'acide sulfurique n'a pas d'action.

Dans le cas où l'on aurait affaire à du glucose pur, le premier essai alcalimétrique, après que le liquide sucré a été broyé à froid avec la chaux, donnerait à peu près le même titre alcalin qu'avec le sucre ordinaire : le deuxième essai fait sur une portion de la liqueur chauffée à 100° c. indiquerait la même quantité de chaux que celle qui aurait été dissoute par un égal volume d'eau pure : cette quantité est très petite, car elle sature quatre centimètres cubes de la dissolution normale d'acide sulfurique par décilitre.

Il faut avoir le soin dans ces essais de ne pas opérer sur des liquides trop concentrés, parce que la viscosité de la liqueur l'empêcherait de filtrer. Le poids de la chaux à employer doit être à peu près égal à celui du sucre qu'on présume exister dans le produit à essayer.

Dans tous les cas, lorsqu'on opère sur des liquides trop colorés pour permettre d'apprécier facilement les changements de coloration du tournesol, il faut procéder à leur décoloration préalable au moyen du charbon animal.

Détermination de la nature de la matière colorante des vins.

On connaît plusieurs procédés pour distinguer la matière colorante des vins naturels des matières colorantes qu'on peut y ajouter par fraude (1).

---

(1) Dans une partie de la Champagne, on prépare avec les baies d'hyèble, de sureau, de troêne et d'airelle, les mûres et les prunelles, une liqueur fermentée, destinée à augmenter la couleur des vins. Cette liqueur qui porte le nom de *vin de fismes*, de *vin de teinte*, a été encore récemment l'objet d'une analyse juridique, faite par M. Chevallier, qui, dans les con-

I. Des expériences faites en 1827, par M. Chevalliér, sur les vins des départements de la Côte-d'Or, de la Haute-Marne, de l'Hérault, de la Gironde, des Vosges, de la Meurthe, de la Meuse et de la Seine, il résulte, 1° que la potasse en solution peut être employée comme réactif pour faire reconnaître la couleur des vins naturels qu'elle fait passer du rouge au vert bouteille ou au vert brunâtre ; 2° que le changement de couleur, produit par ce réactif, est différent lorsque ces vins sont plus anciens ; 3° qu'il n'y a pas de précipitation de la matière colorante par l'addition de cet alcali, et que celle-ci reste en solution ; 4° que la solution d'acétate de plomb, indiquée par Vogel, ne peut être employée comme réactif pour reconnaître si un vin est coloré artificiellement, ce sel étant susceptible de donner avec ces liquides colorés naturellement, des précipités de couleurs variées ; 5° qu'il en est de même de l'eau de chaux, du chlorure d'étain avec addition d'ammoniaque et du sous-acétate de plomb ; 6° que l'ammoniaque peut être employé à faire reconnaître les vins naturels, les changements de couleur qu'elle détermine dans ces liquides ne variant pas d'une manière bien sensible ; 7° qu'il en est de même de la solution d'alun à laquelle on ajoute une certaine quantité de potasse en solution.

II. La méthode la plus sûre pour essayer la couleur des vins consiste, d'après M. Nées d'Esenbeck, à faire deux solutions, l'une d'une partie d'alun dans onze parties d'eau distillée, et l'autre d'une partie de carbonate de potasse dans huit parties d'eau. On ajoute au vin un volume égal au sien de la solution d'alun, puis on y verse peu à peu de la solution de carbonate de potasse en ayant la précaution de ne pas décomposer la totalité de l'alun. L'alumine en se précipitant s'unit à la matière colorante du vin et fournit, avec celui qui est naturel, une laque d'un gris sale, virant plus ou moins au rouge (couleur de lie). Un excès d'alcali redissout une partie du précipité et le rend gris cendré. Dans les vins nouveaux, le précipité formé dans les circonstances relatées plus haut, se distingue par la couleur verte qu'il prend en contact avec un excès de potasse.

D'après le même auteur, le vin rouge additionné d'un principe colorant étranger, présente, avec le même réactif, les colorations suivantes :

---

clusions de son rapport, a bien considéré l'addition d'un pareil liquide au vin comme une fraude, devant entraîner la saisie de ce dernier, la condamnation du détenteur, et le déversement, sur la voie publique, du produit saisi.

Vin coloré par le coquelicot: précipité gris brunâtre, passant au noir par un excès d'alcali.

Vin coloré par les baies de troène: précipité violet brunâtre.

Vin coloré par les baies de myrtille: précipité gris bleuâtre.

Vin coloré par les baies de sureau: précipité violet.

Vin coloré par le bois de Brésil: précipité gris violacé.

Vin coloré par le bois d'Inde, précipité rosé.

En résumé, tous les vins qui, traités par la solution d'alun et celle de carbonate de potasse, donnent des précipités bleus, violets ou roses, doivent être soupçonnés de coloration artificielle avec une matière étrangère à la couleur propre du vin. M. Nées d'Esenbeck a constaté que la matière colorante des baies du phytolacca decandra est la seule qui se comporte avec ces réactifs comme la matière colorante des vins, et qu'il est très difficile alors de la découvrir dans ceux-ci.

Ce procédé est du reste analogue à celui lu par M. Cadet Gassicourt, en l'an 9, à la Société médicale d'émulation. Ce dernier chimiste faisait usage de potasse au lieu de carbonate de potasse.

III. M. Filhol, pharmacien à Toulouse, a publié le moyen suivant pour reconnaître la nature de la matière colorante des vins :

Si l'on verse dans une petite quantité de vin naturel quelconque assez d'ammoniaque pour que l'odeur s'en fasse légèrement sentir après le mélange, qu'on y ajoute alors quelques gouttes d'une solution concentrée de sulfhydrate d'ammoniaque, et qu'on jette le tout sur un filtre, le liquide qui passe à travers ce dernier, présente une couleur verte sans mélange de bleu ni de rouge. Si le vin renfermait une matière colorante étrangère, le liquide filtré présenterait une nuance de bleu, de rouge ou de violet bien caractérisée.

Cette méthode ne peut faire reconnaître la nature de la matière colorante employée. Les vins naturels essayés par M. Filhol avaient été colorés par lui à dessein avec le suc de mûres, les baies d'hyèble, de sureau, de troène, la teinture de tournesol, les infusions de campêche, de bois de Brésil et de fleurs de coquelicot.

IV. M. Jacob, pharmacien à Tonnerre, qui s'est beaucoup occupé des vins de ce canton, a indiqué un moyen d'essai pour rechercher si les vins ont été colorés par du bois d'Inde, du bois de Fernambouc, des pétales de coquelicot, des baies d'hyèble, de sureau, de troène, de la teinture de tournesol.

Voici comment on opère: dans 2 grammes de vin à essayer, on verse 2 grammes d'une dissolution formée par 10 grammes de sulfate aluminique et 100 grammes d'eau distillée; puis on ajoute à ce mélange de 12 à 16 gouttes d'un solutum alcalin, préparé avec 8 grammes de carbonate ammonique et 100 grammes d'eau distillée. On obtient alors comme par le procédé de M. Nées d'Esenbeck, un abondant précipité d'alumine, sous forme de laque diversement colorée, suivant la nature de la substance colorante qui se trouve dans le vin soumis à cet essai :

Avec le vin naturel, on obtient un précipité grisâtre peu coloré.

Avec le vin naturel et le bois d'Inde, on obtient un précipité d'un beau violet foncé.

Avec le vin naturel et le bois de Fernambouc, on obtient un précipité d'un rose carmin plus ou moins foncé.

Avec le vin naturel et les pétales de coquelicot, on obtient un précipité d'un gris d'ardoise plus ou moins foncé.

Avec le vin naturel et les baies d'hyèble, on obtient un précipité d'un violet clair.

Avec le vin naturel et les baies de sureau, on obtient un précipité gris bleuâtre.

Avec le vin naturel et les baies de troène, on obtient un précipité vert clair.

Avec le vin naturel et le tournesol, on obtient un précipité rose carminé.

Comme plusieurs de ces précipités se ressemblent tellement qu'il serait assez difficile de prononcer sur leur nature, M. Jacob a proposé l'emploi simultané d'un autre réactif, le sous-acétate de plomb, qui donne les réactions suivantes:

Vin naturel, précipité gris bleuâtre.

Vin naturel et bois d'Inde, précipité bleu peu foncé.

Vin naturel et bois de Fernambouc, précipité rouge vineux.

Vin naturel et pétales de coquelicots, précipité gris sale.

Vin naturel et suc récent d'hyèble, précipité gris bleuâtre dû à la matière colorante naturelle du vin , liquide surnageaut d'une belle couleur violette.

Vin naturel et suc fermenté d'hyèble, précipité d'un beau vert diapré.

Vin naturel et baies de sureau, précipité vert sale peu prononcé.

Vin naturel et baies de troène, précipité vert sale peu prononcé.

Vin naturel et tournesol, précipité gris bleuâtre.

De cette manière, il est très facile de reconnaître si la précipitation violette obtenue dans un vin par le sulfate aluminique et le carbonate ammonique, est due à la présence des baies d'hyèble et du bois d'Inde; car dans le premier cas on obtient par le sous-acétate de plomb un magnifique précipité vert, ou un précipité gris-bleuâtre avec coloration violette du liquide surnageant, selon que le suc d'hyèble a été employé récent ou fermenté, tandis que dans le second, on obtient constamment un précipité bleu peu foncé. Ces mêmes réactifs permettent de distinguer le tournesol et le bois de Fernambouc, dans lesquels le sulfate aluminique et le carbonate ammonique font naître un précipité rose, mais qui se comportent différemment sous l'influence du sous-acétate plombique, puisqu'avec le tournesol il y a formation d'un précipité gris-bleuâtre, et avec le bois de Fernambouc, un précipité rouge vineux.

V. M. Fauré, pharmacien à Bordeaux, s'est également occupé de la coloration des vins. Suivant lui, la matière colorante du vin est composée d'une matière bleue très soluble dans l'eau, moins soluble dans l'alcool, insoluble dans l'éther, et d'une matière jaune soluble dans ces trois dissolvants.

D'après les nombreuses opérations auxquelles il s'est livré sur des vins de toutes les nuances et de toutes les qualités, ce chimiste propose la gélatine comme l'agent le plus propre à reconnaître la coloration factice des vins rouges.

L'affinité qui existe entre la matière colorante du vin et le tannin est si intime, qu'on ne peut précipiter l'un sans l'autre à l'aide de la gélatine, qui est sans action sur les sucs des fruits ou les décoctions employés par les fraudeurs, comme les sucs de fruits de sureau, d'hyèble, de mûrier, de phytolacca, les décoctums de bois de campêche, de Fernambouc, de fleurs de coquelicot, etc. Dans ces sucs tannifiés traités par une solution de gélatine, il ne se précipite que la matière astringente ajoutée, accompagnée d'une faible quantité de matière colorante.

Du tannin renfermé dans les vins et de sa détermination.

Le tannin du raisin qui réside dans les pépins, la grappe et les pellicules, se retrouve dans les vins en plus ou moins grande quantité. Il est styptique, d'une âpreté peu prononcée; il colore en noir les sels de fer, forme avec la gélatine et l'albumine des précipités volumineux, se dissout dans l'alcool faible, et a une si grande affinité pour la matière colorante du vin, qu'on serait tenté de le croire de même nature; car cette affinité n'est pas la même pour les principes colorants des autres fruits. La présence du tannin dans le vin est certainement très utile, non seulement comme principe conservateur et tonifiant, mais encore comme élément propre à la clarification du vin, en le dépouillant de l'excès de tartre, de matière colorante, de mucilage, etc., qu'il contient. Un vin entièrement dépourvu de tannin est beaucoup plus suceptible d'altération que celui qui en est pourvu ; il peut facilement contracter la maladie connue sous le nom de graisse, ou passage au gras.

Voilà pourquoi l'on ajoute souvent du tannin au vin lorsque ce liquide n'en renferme pas assez (1). Aussi est-il important de pouvoir connaître la proportion de ce principe qui existe dans le vin.

Pour arriver à ce but, M. Fauré a conseillé l'emploi d'une solution de gélatine préparée dans des proportions telles que 100 grammes de cette solution puissent précipiter exactement 1 gramme de tannin pur dissous dans 100 grammes d'eau distillée. On opère sur 100 grammes de chaque vin et l'on apprécie la quantité de solution de gélatine employée pour la précipitation complète du tannin, par la différence de poids que présente le flacon renfermant cette solution avant et après l'expérience.

De l'œnanthine et de sa détermination.

M. Fauré a donné le nom d'œnanthine (fleur du vin) à une substance glutineuse filante, visqueuse, élastique comme du caout-chouc, qu'il est parvenu le premier à isoler des vins et à laquelle il attribue l'onctuosité, le moelleux, et le velouté qu'on retrouve dans les grands vins, dans les vins délicats renommés par leur saveur et leur qualité.

M. Fauré regarde l'œnanthine comme une substance particulière qui ne préexiste pas dans le raisin, puisque le moût ne la contient pas, mais qui se forme, soit sous l'influence de la fermentation tumultueuse de la cuve, soit sous l'influence des combinaisons lentes qui s'opèrent dans la barrique, par une modification de la pectine et du mucilage, car elle paraît participer des deux et n'en diffère qu'en ce qu'elle n'est point

---

(1) Souvent même cette addition se fait d'une manière déplorable, car l'on se rappelle sans doute qu'en 1847, un fabricant de vin d'Epernay acheta à un certain B*** qui vendait un prétendu tannin blanc distillé, une solution d'alun renfermant 20 grammes de ce sel par litre. (Voyez *Journal de chimie médicale*, 1847, 3e série, t, 3, p. 607.)

précipitée de sa solution aqueuse par le tannin et l'alcool; de plus l'ébullition prolongée dans l'eau ne l'acidifie ni ne la coagule; elle n'est transformée ni en acide mucique, ni en acide oxalique par l'acide azotique : l'acide sulfurique ne la saccharifie pas.

Pour l'obtenir, on opère de la manière suivante :

Après avoir précipité, d'une quantité donnée de vin rouge, le tannin, la matière colorante, etc., à l'aide d'une solution de gélatine ajoutée avec précaution, de manière à n'en pas mettre en excès, on filtre au papier gris, et on fait évaporer à une douce chaleur la liqueur claire et incolore, jusqu'à consistance d'extrait mou; on délaie ensuite cet extrait avec de l'alcool à 85° centigrades, qui coagule l'albumine, le mucilage, la pectine échappés à l'action de la gélatine sur le tannin, et qui sépare l'œnanthine. Celle-ci s'agglomère sous forme d'une masse glutineuse, entraînant avec elle un peu de bi-tartrate de potasse et de matière colorante, sans adhérer aux autres principes coagulés par l'alcool dont on la débarrasse, en la malaxant dans ce même liquide pendant quelques instants, et la faisant dissoudre ensuite dans une petite quantité d'eau alcoolisée; on filtre le solutum pour séparer le bi-tartrate de potasse, la matière colorante, etc., qu'elle avait entraînés; on sature avec du lait de chaux bien léger la liqueur filtrée qui contient un peu d'acide tartrique et d'acide acétique ; on filtre de nouveau, l'on évapore la liqueur en consistance sirupeuse, et l'on précipite l'œnanthine, à l'aide de l'alcool à 85°, de manière à laisser dans le liquide spiritueux l'acétate calcaire qui pouvait l'accompagner.

L'œnanthine est ensuite réunie et pesée à l'état visqueux, ou bien desséchée à une douce chaleur pour être amenée à l'état pulvérulent. Dans le premier état, elle est d'un blond foncé, dans le second d'un blanc grisâtre.

Il arrive souvent qu'en délayant dans l'alcool du vin épaissi, décoloré, pour en retirer l'œnanthine, on obtient un précipité grenu qui s'agglomère difficilement, et qui devient sec et cassant, au lieu d'être visqueux et élastique : ce n'est point de l'œnanthine, mais bien de la matière muqueuse ou albumineuse, coagulée par l'alcool, et réunie à la matière colorante et à du tartre qui se déposent avec elle. Il faut bien se garder de confondre cette matière avec l'œnanthine qui est visqueuse, filante, et ressemble au caoutchouc.

On retire l'œnanthine des vins blancs, de la même manière que celle des vins rouges : seulement on fait évaporer directement le vin blanc jusqu'à consistance sirupeuse, sans avoir besoin de précipiter à l'avance le tannin et la matière colorante, puisqu'ils en sont à peu près dépourvus.

Du bouquet des vins.

Tout le monde sait qu'on peut distinguer facilement s'il y a eu du vin dans une bouteille vide qui en renferme encore à peine quelques gouttes. Cette odeur caractéristique que tous les vins présentent à un dégré plus ou moins marqué, est produite par une substance particulière qui offre tous les caractères des huiles essentielles.

Lorsqu'on soumet à la distillation de grandes quantités de vins, on obtient à la fin de l'opération une petite quantité de cette substance huileuse. On l'obtient aussi dans la distillation de la lie de vin, et surtout de celle qui se dépose au fond des tonneaux. Comme cette lie de vin forme une pâte assez épaisse, on la mélange avec la moitié de son volume d'eau, puis on la distille à feu nu en prenant toutes les précautions nécessaires pour que la matière ne se carbonise pas. Ce produit distillé doit marquer 15° à l'aréomètre Cartier : on le distille une deuxième fois, ce qui le porte à 22°. A la fin de cette deuxième distillation, lorsque l'eau-de-vie ne marque plus que 15°, on voit arriver l'huile. Sur 10,000 kilogrammes de produit distillé, on obtient environ 1 kilogramme d'huile, et l'on peut admettre que cette substance forme la 1/40000° partie du vin.

L'huile brute a une saveur forte; le plus souvent elle est incolore, quelquefois cependant, elle est légèrement colorée en vert, ce qui tient à la présence d'une petite quantité d'oxyde de cuivre, comme il est facile de s'en assurer par les réactifs. L'acide sulfhydrique fait disparaître cette couleur ; par la distillation, on obtient l'huile incolore. MM. Pelouze et Liebig en ont retiré en 1836 un acide particulier qu'ils ont appelé œnanthique, et qui s'y trouve uni avec de l'éther ordinaire, pour former l'éther composé auquel ils ont donné le nom d'éther œnanthique.

Éther œnanthique. — On le retire de l'huile par la distillation en ne recueillant que le quart du produit. Il vaut mieux l'agiter avec une dissolution chaude de carbonate de soude qui dissout seulement l'acide. L'on fait bouillir quelques temps, et l'éther vient à la surface. On lui enlève l'eau en l'agitant avec des fragments de chlorure de calcium et le distillant. Il est très fluide, incolore ; il a une odeur de vin extrêmement forte et désagréable; il se dissout facilement dans l'éther et l'alcool même très étendu. L'eau ne le dissout pas sensiblement : il bout entre 225 et 230° centigrades; sa formule est $C^{14}, H^{13} O^2 + C^4 H^5 O$.

La densité de sa vapeur est : 18,508 par expérience, et 10,470 par le calcul.

La potasse caustique le décompose. Il se forme de l'alcool et de l'œnanthate de potasse.

Acide œnanthique. — Pour le préparer, on le sépare de sa combinaison avec la potasse, au moyen de l'acide sulfurique et à l'aide d'une douce chaleur ; puis on le lave à l'eau chaude et on le dessèche en l'agitant avec du chlorure de calcium ou dans le vide.

On obtient ainsi l'acide œnanthique hydraté, qui est blanc, de consistance butyreuse ; à 12°,5 ; au-dessus de cette température il fond et forme une huile incolore, sans saveur ni odeur, rougissant le tournesol, et soluble dans les alcalis et leurs carbonates, en formant des combinaisons savonneuses. Il est insoluble dans l'eau et il se dissout dans l'éther, l'alcool et les huiles. Sa formule est $C^{14}H^{14}O^3$. Distillé, il perd son eau et devient anhydre, fusible à 31° centigrades, bouillant entre 260 et 290. Sa formule est alors $C^{14}H^{13}O^2$.

Il reste à savoir si cet acide existe dans les pepins des raisins ou en dissolution dans le moût, probablement combiné à un alcali, ou bien si de même que les autres acides gras volatils, il résulte de l'oxydation des acides gras fixes. M. Laurent a vu qu'en traitant l'acide oléique par l'acide nitrique, il se formait un acide très analogue à l'acide œnanthique. Il est probable que l'éther œnanthique se forme dans les vins (1), soit pendant la fermentation, soit pendant le travail qui la suit. L'odeur plus forte des vins vieux peut provenir d'une plus grande quantité d'éther œnanthique.

M. Fauré est porté à croire, d'après ses expériences faites en 1844, que l'arôme ou bouquet des vins est produit par une huile essentielle particulière qui ne se forme que sous certaines influences, et dont les éléments variables résident dans les pellicules du raisin, comme l'arôme des fleurs dans leurs pétales. Pour obtenir cet arôme, ce chimiste distille 500 grammes de chaque vin dans un petit appareil distillatoire dont le serpentin et le récipient sont environnés d'un mélange réfrigérant qui les tient constamment à une température de — 4° à — 5°; on recueille seulement 4 grammes d'esprit rectifié, et quelques gouttes de ce

---

(1) M. Stickel pense que ce qu'on appelle principalement le bouquet des vins est dû à une huile grasse, devenue libre par là fermentation (*Buch., rep. et repert. chimie*, 1837, p. 66).

dernier, versées dans une cuillerée d'eau, lui communiquent à l'instant l'odeur et la saveur parfumée du vin qui l'a produit, au point qu'on peut s'y méprendre, lorsqu'on compare l'arôme avec celui du vin lui-même (1).

---

(1) Voici les caractères qu'ont présentés à M. Fauré les arômes de différents vins.

Château-Laffitte. — L'arôme spiritueux obtenu de la distillation des vins de Château-Laffitte est suave et très délicat, sa saveur est des plus agréables et rappelle l'amande et la violette, sans qu'il soit possible de distinguer si l'un ou l'autre prédomine. Au moment de la distillation, cet esprit avait une couleur dorée qui, par le repos, a disparu parce qu'une foule de petits globules de couleur d'or qui lui communiquaient cette couleur s'étaient déposés au fond du vase. Ces petits globules, brillants comme des paillettes, examinés au microscope, ressemblaient à de petites étoiles dont le centre paraissait transparent. Mille petits cristaux soyeux comme l'acide benzoïque nageaient également dans ce liquide, et se réunissaient pour former de petites masses cristallines que le moindre choc divisait. Isolés du liquide qui les recouvrait, ils n'étaient solubles ni dans l'eau, ni dans l'alcool ni dans l'éther; l'acide sulfurique concentré les dissolvait en se colorant d'abord en violet, puis en brun.

Château-Margaux.—L'esprit recteur obtenu de ce vin était au moment de la distillation un peu opalin ; il s'est éclairci après un long repos, et il s'en est séparé, sous forme de dépôt, une substance particulière ayant l'aspect glairo-albumineux. Cette matière, vue au microscope, paraissait formée d'une foule de petits ovales demi-transparents qui, par l'agitation, se divisaient dans le liquide en une foule de petites perles sphéroïdes. Leur enveloppe était de couleur grisâtre, leur saveur ne paraissait pas différer de celle du liquide qui les baignait, et rappelait la suavité et l'agrément du vin de Margaux, sans qu'il fût possible d'assigner à ce parfum une odeur caractéristique. L'acide sulfurique les colorait en brun et les dissolvait.

Château-Latour. — L'esprit aromatique retiré du vin de Latour a une odeur plus forte, une saveur plus prononcée, que celui de Margaux et Laffitte; on y distingue un mélange d'amandes ou de noyaux qui se dissipe promptement pour laisser un parfum particulier qui ne rappelle plus celui d'amande qu'on avait cru d'abord remarquer. Par le repos, il s'est déposé au fond du flacon, où cet esprit était renfermé, un sédiment de couleur vert-clair qui, examiné au microscope, paraissait formé d'une

Quelques années avant M. Fauré, en 1837, M. Zenneck, dans des recherches faites sur l'arôme des vins, y trouva aussi une huile odorante
dont il admit la préexistence, et à laquelle il attribua la propriété de

infinité de petits corps ronds transparents, dont l'enveloppe seule avait
la couleur verte, et qu'accompagnaient une foule de petits cristaux très
ténus. La matière verte a de l'analogie avec le stéaroptène que déposent
au bout de quelques temps, certaines huiles essentielles. L'acide sulfurique fait disparaître la couleur verte, et les globules prennent la teinte
lie de vin. En chauffant légèrement, ils se dissolvent, et cèdent à l'acide
leur couleur violacée.

Château-Haut-Brion. — Le bouquet recueilli du vin de Haut-Brion,
quoique très agréable, est moins délicat, moins suave que celui de Laffitte et de Margaux ; il se rapproche de celui de Château-Latour ; aussi
remarque-t-on, après quelques temps de repos, que le vase qui les contient a le fond recouvert d'une matière de couleur verte très légère,
formée de petits globules aplatis, paraissant être de même nature que
ceux du vin de Latour, à en juger par leur couleur, leur transparence,
et l'action que l'acide sulfurique exerce sur eux.

Cos Destournel. — L'alcoolat parfumé obtenu du vin de Cos Destournel quoique transparent au moment où il a été recueilli, a laissé déposer, après quelques jours de repos, à une basse température, un sédiment
vert-grisâtre qui, examiné au microscope, paraissait formé d'un nombre
considérable de petits corps globulaires gris et verts, accompagnés des
mêmes cristaux soyeux, déjà observés dans les autres grands vins. L'a-
cide sulfurique concentré les colorait en brun marron, et les dissolvait
peu à peu.

L'arôme du vin de Cos est d'une suavité exquise ; son parfum est des
plus délicats, et sa sève a quelque chose de si moelleux, de si agréable,
qu'on ne peut hésiter à le placer au même rang que le Laffitte et le Margaux.

Brannes-Mouton. — Esprit recteur transparent, ne laissant déposer
aucun globule ni aucun sédiment ; saveur très agréable, rappelant la noisette et laissant un parfum très-délicat, mais de peu de durée.

Gruau-Larose. — Esprit aromatique, opalin au moment où il a été recueilli ; par le repos, il s'en sépare un léger dépôt nuageux. Le microscope n'a pu faire distinguer aucun corps globuleux. La saveur de cet
esprit recteur est suave, très agréable ; il a un parfum qui rappelle celui
de la framboise.

communiquer au vin son bouquet. M. Zenneck extrayait cet arôme à l'aide de la congélation du vin; le liquide spiritueux séparé, était dis-tillé avec de l'eau, le résidu de cette distillation doué d'une odeur aromatique, étant mis en contact par l'éther, laissait par l'évaporation une huile dont l'odeur avait beaucoup de ressemblance avec celle du vin sur lequel on avait opéré; cette huile était grasse; elle développait sur le papier non collé, et sur la peau une tache grasse que la chaleur ne faisait point disparaître.

Quoiqu'il en soit, que l'arôme du vin préexiste dans les raisins, ou qu'il soit une conséquence de la fermentation, nous devons reconnaître deux

---

Léoville. — L'arôme spiritueux obtenu de la distillation de ce vin, est très agréable, très suave, et a de l'analogie avec le parfum de la violette. Il avait, au moment où il a été recueilli, une légère couleur rosée, due à la présence d'un corps particulier, qui s'est déposé sous forme d'un sédiment rosé. Examiné au microscope, ce sédiment n'a présenté aucun globule, mais des stries se croisant en sens divers. L'acide sulfurique les colore en brun et les dissout.

Giscours-Promis. — Esprit recteur légèrement ambré. Il a laissé déposer, après quelques temps de repos, un sédiment jaunâtre très léger, n'ayant aucune apparence globuleuse, mais dans lequel on découvrait, à l'aide du microscope, une foule de petits cristaux aiguillés, d'une ténuité extrême. La saveur et l'odeur de cet esprit sont agréables, analogues à ceux du noyau, mais on y trouve moins de suavité que dans l'esprit recteur de vins précédents.

Lalagune. — Esprit transparent, point de dépôt, saveur et odeur agréables, peu développées, et rappelant l'amande.

Tronquoy-Lalande. — Esprit recteur transparent, aromatique; saveur moins prononcée que les précédents, quoique agréable et parfumée.

Saint-Estèphe-Phélan. — Esprit recteur transparent, ne laissant déposer aucun sédiment; arôme léger, suave, saveur rappelant le noyau.

Saint-Emilion. — Esprit aromatique, transparent, sans dépôt, même après plusieurs mois de repos. Arôme peu développé, mais agréable, rappelant la violette, moins de suavité que ceux du Médoc, quoiqu'il ait de l'agrément et de la finesse.

Carbonnieux. — Arôme léger, agréable, participant du noyau et de la cerise. Esprit recteur, transparent; ne laissant déposer aucun sédiment, même après plusieurs mois de repos.

espèces de bouquet, l'un provenant de l'éther œnanthique de MM. Pelouze et Liebig, commun à tous les vins; et l'autre particulier à chaque espèce de vin, celui de MM. Stickel, Zenneck et Fauré. Probablement que par la suite on isolera certains principes spéciaux qui caractérisent les diverses espèces de vins, et qui ont jusqu'à présent échappé aux recherches, sans doute à cause de leur petite quantité. Il y aurait peut-être plus de chances de réussir en essayant les vins du Rhin et d'Alsace qui ont des bouquets très prononcés.

Détermination de la quantité d'acide carbonique libre renfermée dans les vins, et distinction du gaz provenant de la fermentation, d'avec celui qui a été ajouté par la compression.

Nous n'avons pas voulu passer sous silence cette opération que nous avons dû exécuter pour quelques fabricants de vin de Champagne, désireux de connaître la quantité d'acide carbonique renfermée dans plusieurs de leurs vins, et l'on conçoit même que cette opération puisse devenir importante, lorsqu'il s'agit d'exporter des vins qui doivent aller dans des pays chauds ; car tel vin qui ne moussera pas dans un pays froid, pourra devenir un vin grand mousseux, dès qu'il sera arrivé dans un pays chaud, et dès-lors il occasionnera une grande casse de bouteilles. Cette opération, que nous appellons le *dosage de la mousse*, est donc de la plus haute importance pour les fabricants de vin mousseux, qui ne doivent pas perdre de vue, ainsi que nous nous en sommes assuré, que le même vin arrivant dans le même pays, à des saisons différentes, s'y comporte différemment sous le rapport de la mousse, et partant sous celui de la casse.

Voici comment on détermine la quantité d'acide carbonique renfermé dans les vins.

Après avoir choisi une bouteille sur le tas que l'on se propose d'analyser, on la fait communiquer au moyen d'un siphon à robinet avec un grand flacon vide disposé de telle sorte que ce flacon puisse être rempli d'eau à la fin de l'expérience pour pouvoir en déplacer tout l'air. Ce flacon est suivi par un tube renfermant du chlorure de calcium, et destiné à dessécher le gaz carbonique. Enfin ce tube dessiccateur est lui-même suivi d'un appareil à cinq boules de Liebig, rempli à la manière ordinaire d'une solution de potasse caustique pesée très exactement, et servant à absorber et fixer le gaz carbonique du vin essayé. Toutes les pièces de l'appareil doivent être unies entre elles à l'aide de tubes en caoutchouc pour lui donner plus d'élasticité. Cela fait, on ouvre le robinet du syphon qui plonge dans la bouteille, et l'on place celle-ci dans un bain d'eau froide, dont on élève graduellement la température jusqu'à l'ébullition. Lorsqu'il ne se dégage plus de gaz, on fait arriver de l'eau dans le flacon qui communique directement avec la bouteille en expérience, et l'on en déplace ainsi très lentement le gaz qui va lui-même barbotter à travers la solution de potasse et y laisser l'acide carbonique qu'il contient: On démonte alors l'appareil et on pèse l'appareil à boules. L'augmentation de poids indique la proportion d'acide carbonique que renfermait le volume de vin soumis à cet essai.

Souvent le vin est rendu gazeux artificiellement, et le gaz carbonique ne s'y trouve en dissolution, que par suite de sa compression dans le liquide. On remarque généralement qu'un pareil vin abandonne son gaz presque aussitôt qu'il est mis en contact avec l'air; tandis que le vin qui est gazeux par suite de la fermentation, placé dans les mêmes circonstances, continue pendant longtemps à *travailler*, c'est-à-dire à laisser dégager des bulles de gaz, ce que l'on rend plus sensible par l'agitation.

Détermination de la quantité de tartre contenue dans le vin.

La détermination de la proportion de tartre que renferment les vins est une opération importante, et plusieurs procédés peuvent être employés pour l'exécuter :

1° On peut évaporer en consistance d'extrait mou un volume connu de vin, et traiter le résidu à plusieurs reprises, par l'alcool à 82° centésimaux, jusqu'à ce que ce liquide ne dissolve plus rien. Le résidu insoluble dans l'alcool contient le bi-tartrate de potasse mêlé au tartrate de chaux, au sulfate de potasse, et à une matière extractive gommeuse : en la lavant avec un peu d'eau froide, on peut en séparer le premier de ces sels. Mais cette opération est peu exacte et présente en outre l'inconvénient de ne pouvoir être faite sur tous les vins, car il est de ces liquides qui fournisent au lieu de tartre un magma duquel l'alcool ne peut rien séparer.

2° Un moyen qui donne des résultats plus satisfaisants est celui qui consiste à calciner et à incinérer dans un creuset de platine le résidu de tartre obtenu en traitant par l'alcool à 82° centésimaux l'extrait mou provenant de l'évaporation d'une quantité donnée de vin. De cette manière, le bitartrate de potasse se trouve transformé en carbonate potassique. Il ne reste plus qu'à lessiver la cendre obtenue et à évaluer par la méthode alcalimétrique, la proportion de carbonate de potasse qu'elle renferme.

Or, l'expérience a démontré qu'un gramme de bitartrate de potasse pur et cristallisé, décomposé par la chaleur dans les conditions indiquées ci-dessus, fournit un résidu charbonneux qui, lessivé par l'eau distillée chaude, donne une liqueur alcaline exigeant pour sa saturation complète 9^{cc},75 d'une solution faible d'acide sulfurique préparé avec 100 grammes d'acide sulfurique à 1,842 de densité ou 66°, et 1800 grammes d'eau distillée.

Si l'on ne peut opérer que sur une quantité de vin moindre d'un décilitre, il est préférable d'agir avec une liqueur acide titrée plus bas, qu'on préparerait en étendant la première avec un volume égal d'eau distillée, ce qui porterait alors le titre à 19^{cc},50 ou 1950 millimètres cubes pour la saturation du carbonate de potasse provenant de la calcination d'un gramme de crème de tartre pure.

3° Nous avons récemment proposé un procédé pour rechercher et évaluer la quantité 1e tartre contenu dans les vins. Ce moyen d'analyse est basé sur la propriété que possède la crème de tartre de rendre solubles certains oxydes métalliques, et d'en dissoudre des quantités proportionnelles à son poids. Si l'on traite à chaud une dissolution de crème de tartre (tartrate monopotassique) $C^8H^4O^{10}, KO + HO$ par un excès d'oxyde d'un métal soluble dans ce sel, comme l'alumine Al^2O^3, le peroxyde de fer Fe^2O^3, l'oxyde d'antimoine Sb^2O^3, le sesqui-oxyde de chrôme Cr^2O^3, etc., on obtient des combinaisons parfaitement bien définies, solubles dans l'eau, et présentant la composition suivante :

$C^8H^4O^{10}, KO + Al^2O^3 + 2HO$.

$C^8H^4O^{10}, KO + Fe^2O^3 + 2HO$ (tartre martial soluble).

$C^8H^4O^{10}, KO + Sb^2O^3 + 2HO$ (tartre stibié).

$C^8H^4O^{10}, KO + Cr^2O^3 + 2HO$, etc.

Ces combinaisons correspondent au tartrate neutre de potasse (tartrate bipotassique) $C^8H^4O^{10}, 2KO + 2HO$, et en examinant leur constitution, on voit qu'un équivalent de potasse KO de ce dernier sel s'y trouve remplacé par un équivalent d'alumine Al^2O^3, ou un équivalent de peroxyde de fer Fe^2O^3, ou un équivalent d'oxyde d'antimoine Sb^2O^3, ou un équivalent de sesquioxyde de chrôme Cr^2O^3, etc. Or, si l'on exécute cette opération en employant un équivalent de crème de tartre $C^8H^4O^{10}, KO + HO$, un équivalent d'oxyde ayant pour formule générique M^2O^3 sera dissous; si l'on fait usage de deux équivalents de crême de tartre, $2(C^8H^4O^{10}, KO + HO)$, on dissoudra de la même manière deux équivalents de sesquioxyde $2(M^2O^3)$. On peut dire par conséquent que la quantité de sesquioxyde dissoute, sera en raison directe de celle de crême de tartre employée, et qu'un équivalent de crême de tartre $C^8H^4O^{10}, KO + HO$ renfermant un équivalent d'acide de tartrique $C^8H^4O^{10}$, exigera invariablement pour que la réaction indiquée s'accomplisse, un équivalent de sesquioxyde métallique M^2O^3.

Un équivalent de crême de tartre cristallisée représenté par le nombre 2352,50, renfermant un équivalent d'acide tartrique anhydre représenté par le nombre 1650,00, pourra dissoudre, par exemple, un équivalent d'alumine représenté par le nombre 641,96, ou en équivalent de peroxyde de fer représenté par le nombre 1000,00, ou un équivalent d'oxyde d'antimoine représenté par le nombre 1913,00, ou un équivalent de sesquioxyde de chrôme représenté par le nombre 956,00, etc.; ou pour faciliter le calcul en simplifiant les nombres, 100 grammes de crême de tartre cristallisée contenant 70 gr. 14 c. d'acide tartrique anhydre, pourront dissoudre 27 gr. 29 c. d'alumine, ou 42 gr. 51 c. de peroxyde de fer, ou 81 gr. 32 c. d'oxyde d'antimoine, ou 40 gr. 63 c. de sesquioxyde de chrôme, etc. Par conséquent, là ou l'on trouvera après l'opération 27 gr. 29 c. d'alumine en dissolution, ou bien 42 gr, 51 c. de peroxyde de fer, ou encore 81 gr. 82 c. d'oxyde d'antimoine, ou bien 40 gr. 63 c. de sesquioxyde de chrôme, etc., on pourra dire qu'il y avait 70 gr. 14 c. d'acide tartrique anhydre ou 100 grammes de crême de tartre cristallisée.

Cela posé, le problème de la recherche de la quantité de crême de tartre renfermée dans un liquide se réduit à trouver la proportion d'alumine ou de peroxyde de fer, ou d'oxyde d'antimoine, ou de sesquioxyde de chrôme, etc., qu'il peut entraîner en dissolution. Pour arriver à ce but, il suffit de faire bouillir un volume donné de la solution tartrique (de vin rouge ou blanc) avec un excès d'un des oxydes précédents, de filtrer, et de rechercher par les méthodes ordinaires la quantité de métal qui se trouve dans le liquide clair.

Supposons par exemple, que l'on agisse avec de l'oxyde ferrique, on pourra ensuite arriver très promptement à connaître la proportion de crême de tartre qui se trouvait dans la liqueur primitive, en employant pour le dosage du fer qui s'y est dissous, le procédé ferrométrique de M. Margueritte, lequel procédé consiste, comme on se le rappelle, à faire repasser d'abord le métal au minimum par l'ébullition de la liqueur avec un excès de sulfate de soude et d'acide chlorhydrique, et à y verser après une dissolution titrée de permanganate de potasse, jusqu'à ce la liqueur prenne une couleur rose permanente.

Si le vin ou le liquide dans lequel on recherche la quantité de crême de tartre, renfermait en outre des acides volatils comme l'acide acétique, ce qui arrive souvent, il faut avoir le soin de le faire bouillir préalablement, afin d'en chasser cet acide, qui comme on le sait, pourrait dissoudre pour sa part une certaine quantité d'oxyde métallique.

Dans tous les cas, il est bon autant que possible de ne se servir que d'oxyde métallique hydraté, parce que dans cet état, il se trouve plus facilement attaqué par la crême de tartre. Il est inutile de dire également que si le vin ou le liquide à essayer, renferme de l'alumine et du fer, il faut ou doser préalablement la proportion de ce corps afin d'en faire ultérieurement la différence, ou avoir recours à l'oxyde d'antimoine.

Détermination des sels renfermés dans les vins.

Bitartrate de potasse. — Nous avons déjà indiqué les méthodes qu'il convient d'employer pour doser le tartre des vins : nous n'y reviendrons pas.

Sulfate de potasse. — On prend un volume de vin déterminé qu'on évapore à siccité et qu'on incinère de manière à détruire les matières organiques. Les cendres sont lessivées avec de l'eau distillée, acidulée au moyen d'acide azotique pur, puis on filtre la liqueur, et le résidu resté sur le filtre est lavé avec de l'eau distillée. Le solutum et les eaux de lavage réunis sont traités par un excès d'azotate de baryte qui y détermine la formation d'un précipité blanc insoluble, de sulfate de baryte. On recueille ce dernier sur un filtre, on l'y lave à plusieurs reprises avec de l'eau distillée aiguisée par quelques gouttes d'acide azotique pur, puis on le fait sécher avec soin, on le chauffe dans un creuset de platine et on le pèse. Son poids indique celui de l'acide sulfurique et par suite celui du sulfate de potasse qui se trouvait dans le vin analysé.

Chlorure de sodium ou de potassium. — Dans la liqueur filtrée provenant de l'opération précédente et réunie aux eaux de lavage du sulfate de baryte, on ajoute un excès d'azotate d'argent qui produit un précipité blanc caillebotté de chlorure d'argent. Ce précipité recueilli sur un filtre et lavé d'une manière convenable, est ensuite chauffé dans un creuset de platine et pesé. Son poids indique celui du chlore qui se trouve uni au sodium et au potassium.

Mais une opération faite en traitant le liquide provenant du lessivage des cendres du résidu de l'évaporation d'un autre volume de vin, 1° par l'acide perchlorique, ou par l'acide tartrique, fournit un précipité de perchlorate et de tartrate de potasse qui indique la quantité de potasse; 2° par l'antimoniate de potasse qui occasionne un autre précipité d'antimoniate de soude, fait connaître la proportion de soude renfermée dans le volume de vin essayé.

On peut dès lors répartir le chlore sur le potassium ou sur le sodium, d'après la quantité de ces deux métaux qui sont indiqués par celles de potasse et de soude trouvées dans les opérations précédentes..

Phosphate d'alumine. — Après avoir réuni les eaux dans la liqueur acide provenant du lessivage des cendres fournies par l'évaporation d'un nouveau volume connu de vin, on verse un excès d'ammoniaque pure qui y détermine la formation d'un précipité floconneux, translucide, lent à se déposer, gélatineux, formé de phosphate d'alumine, ainsi que de l'oxyde de fer et de l'alumine provenant de la décomposition des tartrates de ces bases. En dosant dans ce précipité l'acide phosphorique d'après les méthodes ordinaires, on arrive à lui imputer la quantité d'alumine qui lui est nécessaire, et par suite à connaître la proportion de phosphate d'alumine, tartrate de fer et tartrate d'alumine. On se procure une nouvelle quantité de cendres en faisant évaporer un nouveau volume connu de vin et calcinant le résidu. Après avoir traité ces cendres par de l'eau acidulée au moyen de l'acide nitrique ou de l'eau régale, on verse dans la liqueur filtrée et réunie aux eaux de lavage du résidu insoluble, un excès d'ammoniaque qui précipite, comme on l'a dit ci-dessus, le phosphate d'alumine, plus l'alumine et l'oxyde de fer provenant de la décomposition des tartrates de ces bases. On lave le précipité et on le traite à chaud dans une capsule en porcelaine par une solution de potasse caustique qui dissout toute l'alumine, tant celle qui se trouve à l'état libre que celle qui est combinée avec l'acide phosphorique lequel prend en échange une quantité équivalente de potasse. L'oxyde de fer insoluble est alors lavé de nouveau sur un filtre au moyen de l'eau distillée, et puis on le sèche, on le calcine au rouge dans un creuset de platine, et on le pèse; de son poids on déduit celui du tartrate de fer. On précipite ensuite l'alumine de sa solution alcaline au moyen de l'hydro-chlorate d'ammoniaque, on la lave, on la sèche, on la chauffe dans un creuset de platine et on la pèse. En retranchant du poids obtenu celui de l'alumine pimitivement unie à l'acide phosphorique, et trouvée par l'opération précédente, on a celui de l'alumine qui était unie à l'acide tartrique et par conséquent, on connaît le poids du tartrate aluminique.

Tartrate de chaux. — La liqueur ammoniacale séparée du précipité de phosphate d'alumine, d'oxyde de fer et d'alumine dans l'opération précédente réunie aux eaux de lavage de ce même précipité, est traitée par un excès d'oxalate ammoniaque qui en précipite la chaux à l'état d'oxalate calcaire. Celui-ci est recueilli sur un filtre, on le lave, et le sèche, et on le calcine à plusieurs reprises avec quelques gouttes d'acide sulfurique pour le transformer en sulfate de chaux. Le sulfate calcaire obtenu est ensuite pesé; et comme on connaît la quantité de chaux qui entre dans sa composition, on arrive facilement par le calcul à savoir la proportion de tartrate de chaux.

Telle est la marche qu'a suivie M. Fauré pour l'analyse des vins de la Gironde, marche que nous avons cru cependant devoir modifier en plusieurs endroits; car ce chimiste n'a parlé dans ses analyses, 1° d'aucun dosage de potasse, et il n'a fait qu'indiquer qualitativement la présence de la soude; 2° M. Fauré a ensuite, suivant nous, fait une erreur en pensant que par l'addition de l'ammoniaque dans le produit acide de la lixiviation des cendres du vin, à l'aide de l'eau acidulée, on obtenait seulement un précipité d'alumine et d'oxyde de fer. En effet le phosphate d'alumine se trouve également et simultanément précipité dans cette opération; 3° M. Fauré a dosé la chaux à part le produit obtenu par la calcination de l'oxalate calcaire, ce qui entraine souvent dans des erreurs.

M. Filhol a fait connaître une autre méthode pour déterminer les sels fixes organiques et inorganiques renfermés dans les vins de la Haute-Garonne. Admettant que ces principes salins soient : le bitrartrate de potasse, les chlorures de potassium, de sodium, de magnésium, et de calcium, le tartrate de chaux, le sulfate de potasse, le sulfate de chaux, le phosphate de chaux, le phosphate de magnésie, le tartrate aluminique, et le tartrate de fer, il commence par doser la crème de tartre à l'aide d'une solution normale d'acide azotique, qu'il ajoute à la cendre obtenue avec la portion d'extrait d'un certain volume de vin insoluble dans l'alcool à 80° centésimaux.

Sels solubles dans l'eau.

Cette cendre fournit une dissolution renfermant les sels insolubles dans l'alcool et solubles dans l'eau ; on l'additionne d'un petit excès d'acide azotique et l'on y verse un soluté d'azotate de baryte : le précipité blanc qui se forme, lavé, séché à l'étuve et pesé avec soin, sert à déterminer la quantité d'acide provenant des sulfates solubles.

L'excès de baryte que renferme la liqueur est précipité par une quantité suffisante d'acide sulfurique étendu. Le liquide filtré de nouveau donne avec l'ammoniaque un précipité léger de phosphate de chaux que l'on recueille sur un filtre pour être réuni à celui dont il sera question plus bas.

M. Filhol est porté à croire que cette petite quantité de phosphate calcaire qu'on retrouve au nombre des produits solubles dans l'eau, ne doit sa solubilité qu'à la présence du carbonate de potasse.

La liqueur séparée par la filtration du phosphate de chaux est évaporée à siccité, et le résidu chauffé au rouge dans un creuset de platine taré à l'avance, donne le poids du sulfate de potasse; le poids de l'acide sulfurique étant déjà connu, les résulats de ces deux essais se contrôlent mutuellement.

Sels solubles dans l'alcool.

La portion d'extrait de vin dissoute par l'alcool à 86° centigrades, est à son tour incinérée; la cendre est reprise par l'eau, et la solution filtrée est additionnée d'azotate d'argent; le précipité de chlorure d'argent lavé et séché convenablement, puis pesé, donne le poids du chlore.

L'eau mère est additionnée d'une petite quantité d'acide chlorhydrique pour décomposer l'excès d'azotate d'argent. Après l'avoir débarrassée par le filtre du précipité de chlorure d'argent, elle est évaporée à siccité, et le résidu chauffé au rouge; ce dernier étant repris par l'eau après son refroidissement, laisse une petite quantité d'une poudre blanche insoluble et facile à reconnaître pour de la magnésie. La partie soluble renferme du chlorure de potassium, un peu de chlorure sodique, et presque toujours un peu de chlorure de calcium.

Les chlorures de magnésium et de calcium se rencontrent toujours en si petite quantité, que M. Filhol n'a pas cru, dans ses expériences, devoir entreprendre de les doser. La quantité de potassium du chlorure de potassium est facilement appréciée au moyen de l'acide perchlorique,

L'antimoniate de potasse sert à déterminer le sodium du chlorure sodique.

Sels insolubles dans l'alcool et dans l'eau.

Le résidu insoluble dans l'eau laissé par la cendre qui sert à doser le
tartre, est alors traité par l'acide azotique étendu et bouillant, et la dissolution filtrée est additionnée d'un excès d'ammoniaque, qui fournit un
précipité gélatineux, tantôt blanc, tantôt légèrement jaunâtre, et composé de phosphate de chaux, d'une petite quantité d'alumine et quelquefois d'un peu d'oxyde de fer. Ce précipité est lavé avec de l'eau distillée et l'eau de lavage conservée avec soin.

Le précipité gélatineux est alors lavé avec une solution bouillante de
potasse caustique, qui s'empare de l'alumine. Il ne suffit plus que de
sursaturer cette liqueur alcaline par de l'acide chlorhydrique, et d'y
ajouter de l'ammoniaque pour en précipiter l'alumine.

Ce qui reste du précipité gélatineux après l'action de la potasse caustique, consiste le plus ordinairement en phosphate de chaux et oxyde de
fer qu'on analyse de la manière suivante : le mélange est dissous dans
l'acide chlorhydrique, la solution évaporée avec ménagement jusqu'à
siccité, et le résidu épuisé par l'alcool qui dissout le chlorure de fer. Ce
dernier étant décomposé par la potasse, fournit un précipité d'oxyde de
fer qui, recueilli avec soin, lavé et séché, puis calciné, sert à faire connaître la quantité de fer qui existait dans le vin.

Le résidu insoluble dans l'alcool séché avec soin est pesé, et indique
la quantité de phosphate calcaire qu'on ajoute à celle trouvée parmi les
sels solubles.

Lorsque l'on détermine à l'aide de l'ammoniaque, la formation du précipité mixte de phosphate de chaux, d'alumine et d'oxyde de fer, on voit
souvent se former sur les parois du verre et plus particulièrement sur
les parties qui ont été frottées avec la baguette de verre dont on se sert
pour agiter la liqueur, un dépôt blanc représentant parfaitement toutes
les lignes parcourues par cette dernière. Ce précipité n'est autre chose
que du phosphate ammoniaco-magnésien qui possède, comme on le sait,
la propriété de se déposer ainsi ; et qui provient du phosphate de magnésie renfermé dans le vin.

La liqueur ammoniacale séparée du précipité gélatineux, réunie à l'eau
de lavage de ce précipité, est alors saturée par l'acide azotique et additionnée de chlorure de barium ; le précipité qui se forme est lavé avec

de l'acide azotique étendu, puis à l'eau pure, séché et pesé. Il fournit le poids de l'acide sulfurique provenant du sulfate de chaux.

La liqueur filtrée, séparée du sulfate de baryte, est ensuite additionnée d'un peu d'acide sulfurique, pour décomposer le chlorure de barium en excès. On sépare par filtration le nouveau précipité, et le liquide filtré est concentré sous un petit volume : puis on le sature exactement par l'ammoniaque, et on l'additionne d'oxalate ammonique. Le précipité d'oxalate calcaire est recueilli avec soin, on le lave et on le calcine à plusieurs reprises avec quelques gouttes d'acide sulfurique. Le poids du sulfate de chaux obtenu indique celui de la chaux qui se trouvait dans le liquide analysé ; ce poids est toujours un peu supérieur à celui qu'il eût fallu pour former exactement du sulfate de chaux, avec la quan-tité d'acide sulfurique donnée par le dosage précédent; l'excès doit être compté comme provenant de la décomposition d'un peu de tartrate cal-caire.

Cette méthode d'analyse, suivie par M. Filhol, présente, ainsi que ce chimiste l'a du reste fait observer, l'inconvénient de ne pas permettre le dosage des acétates. En effet, l'incinération de l'extrait alcoolique fournit un produit qui est quelquefois très alcalin, et cette alcalinité est due à la présence des bases provenant des sels à acide organique dont l'alcool aurait opéré la solution. Les acétates en font probablement la majeure partie.

Un autre inconvénient de ce procédé est de ne pas permettre la dé-termination du poids du phosphate aluminique qui se confond avec l'oxyde de fer, l'alumine et le phosphate de chaux, lorsqu'on opère la précipitation par l'ammoniaque, il en résulte une erreur dans le dosage du tartrate d'alumine, dont le poids se trouve de la sorte un peu aug-menté. Enfin, nous ajouterons aux inconvénients que M. Filhol a lui-même reconnus à sa méthode analytique, celui qui résulte du traitement par la potasse du précipité de phosphate de chaux, d'alumine et d'oxyde de fer, et par suite duquel le phosphate calcaire se trouvant détruit et transformé en phosphate potassique et en chaux qui passe dans la li-queur ou les eaux de lavage, le précipité ne peut plus, ainsi que l'in-dique l'auteur, être formé par de l'oxyde fer et du phosphate calcaire. Il est donc inutile d'opérer la séparation de ces deux corps.

Quoi qu'il en soit, lorsqu'on veut se livrer à la recherche des sels contenus dans un vin, la méthode analytique qu'il convient d'employer doit être basée sur la nature des différents composés salins qui existent simultanément dans le liquide. Aussi est-il difficile de donner des règles précises pour exécuter un pareil travail. Néanmoins, nous avons rapporté les deux moyens précédents, parce qu'ils fournissent des exemples d'analyse que le praticien peut consulter avec fruit, et dans lesquels il peut trouver de grandes ressources.

Du mélange des vins avec le cidre et le poiré, et des moyens de le reconnaître.

L'addition du cidre et du poiré dans le vin se pratique rarement ; cependant nous devons en dire quelques mots :

Les pommes et les poires contiennent un acide particulier, l'acide malique, et s'il était possible de constater la présence de ce corps dans les diverses espèces de cidres, ou dans les mélanges qui contiennent ¡une quantité plus ou moins considérable de ces liquides, on aurait une sorte de criterium bien positif, qui permettrait aussitôt de trancher la question, sans qu'il restât le moindre doute à cet égard. Mais malheureusement, tous les essais tentés jusqu'ici pour parvenir à cette constatation sont restés infructueux, et il demeure très probable, du moins dans l'état actuel de la science, que l'acide malique existant dans les pommes et les poires au moment de la fabrication des cidres éprouve, lors de la fermentation de ces liquides, un changement dans sa constitution chimique, par suite duquel il se trouve transformé en d'autres substances. Mais à défaut de ce caractère, il nous en reste quelques autres qui peuvent nous permettre d'arriver à découvrir si un vin est additionné par du cide pommé ou poiré.

1° Par la dégustation ; 2° par la quantité d'alcool qu'on en obtient lequel possède aussi une odeur particulière et prononcée d'éther acétique ; 3° les vins additionnés avec ces produits fournissent de plus grandes proportions d'extrait ; 4° ces extraits ne se comportent pas avec l'alcool comme le font les extraits obtenus des vins non mêlés ; en effet, ils offrent la plus grande difficulté à se laisser diviser dans ce liquide ; 5° l'extrait obtenu des vins mélangés de cidre ou de poiré, chauffé au bain d'huile à une température fixe de 200° à 210° centigrades, laisse développer un arôme particulier reconnaissable.

Recherche de l'acide tartrique ajouté aux vins.

La présence de l'acide tartrique libre dans les vins est un fait exceptionnel ; aussi n'y existe-t-il que quand il a été ajouté (1). M. Lassaigne a constaté qu'en ajoutant au vin additionné d'acide tartrique deux fois son volume d'une solution de chlorure de potassium saturée à la température de + 15° C, et en agitant pendant quelques temps le mélange à l'aide d'une baguette de verre qu'on frotte vivement contre les parois du vase de verre où la réaction doit se produire, le vin laisse précipiter dans l'espace de 8 à 10 minutes, une poudre blanche cristalline de bitartrate de potasse qu'on peut séparer par décantation.

En agissant de la même manière avec du vin naturel non additionné d'acide tartrique, le vin ne fournit aucun précipité, *du moins dans le même laps de temps.* Car la même solution de chlorure potassique peut aussi précipiter, *au bout de plusieurs heures,* le bitartrate de potasse dissous naturellement dans le vin.

Pour s'assurer que le précipité obtenu dans le premier cas est bien formé par du bitartrate de potasse, on le dissout à chaud, dans la moindre quantité possible d'eau distillée : puis on le précipite par de l'eau de chaux. Le précipité formé de tartrate de chaux, se redissout par l'addition d'une petite quantité de solution aqueuse de chlorhydrate d'ammoniaque. Or le tartrate calcaire est le seul sel qui, dans des circonstances semblables, puisse être redissous par le chlorhydrate ammonique.

---

(1) Cependant M. Liebig assure qu'un grand nombre d'espèces de vins du Rhin contiennent de l'acide tartrique libre, surtout lorsqu'ils sont conservés depuis longtemps en tonneau, et il propose même de détruire leur acidité en ajoutant du tartrate de potasse neutre, qui forme avec l'acide tartrique libre, de la crème de tartre, et en masque ainsi les 0,8. Suivant le célèbre chimiste de Giessen, les vins qu'un léger excès d'acide a privés de leurs qualités reprennent alors leur bon goût.

Mais à côté de cette observation, M. Andrew Ure a fait remarquer que l'acidité des vins n'est pas toujours due à l'acide tartrique, et il a démontré que si l'acide libre est de l'acide acétique, il se forme également de la crème de tartre par l'addition de tartrate de potasse neutre. Pour le prouver, il a soumis à la distillation un vin ainsi altéré, et, après avoir séparé l'acide acétique et l'alcool, il a épuisé le résidu par l'eau tiède et a versé dans la solution obtenue un excès de tartrate de potasse neutre ; il n'y a pas eu de précipité de crème de tartre, et le contraire a eu lieu lorsqu'il a soumis à la même épreuve le liquide distillé.

Ce procédé permet de constater la présence de 1/600 d'acide tartrique ajouté au vin.

Recherche de l'alun ajouté aux vins.

On ajoute quelquefois de l'alun aux vins, dans le but, 1° de rehausser leur couleur ; 2° de leur donner une saveur âpre particulière, que l'on estime dans quelques espèces. Or, cette saveur, qui est sans danger lorsqu'elle est due à une cause naturelle, est très nuisible lorsqu'elle est ainsi obtenue par des moyens factices.

Pour reconnaître cette falsification, on peut avoir recours à l'un ou à l'autre des procédés suivants :

1° Lorsqu'on ajoute, suivant M. Béraud, une petite quantité d'eau de chaux à un vin naturel placé dans un verre, le mélange abandonné quarante-huit heures à lui-même, donne des cristaux de tartrate de chaux : l'addition de l'alun s'opposant entièrement à cette cristallisation, on peut en conclure que le vin contient de l'alun, surtout si l'on unit à cette donnée, celles qui résultent de la saveur, de la réaction avec le chlorure de barium, etc.

2° Le procédé suivant mérite cependant la préférence : lorsque le vin fournit par le nitrate de baryte ou le chlorure de baryum un précipité instantané, et notablement abondant, insoluble dans l'acide nitrique et dans l'acide chlorydrique, on peut dès-lors considérer comme probable la présence de l'alun, et l'on doit procéder à la recherche de l'alumine, ce que M. Lassaigne conseille de faire de la manière suivante :

On précipite par l'acétate de plomb neutre la matière colorante, plus le tartrate, les sulfates, les chlorures, le phosphate, dont les bases se trouvent ainsi transformées en acétates. On filtre et on soumet le liquide à l'action d'un courant de gaz acide sulfhydrique, pour éliminer l'excès de plomb ajouté. On chauffe ensuite pour chasser le gaz excédant, on filtre et on ajoute de l'ammoniaque qui précipite l'alumine.

Recherche du sulfate de fer ajouté aux vins.

Cette falsification, qui se fait dans le même but que celle par l'alun, se reconnaît facilement, car indépendamment du précipité blanc instantané que fournit le vin avec le chlorure de baryum ou le nitrate de baryte, on peut aisément reconnaître que le liquide additionné de sulfate de fer jouit des propriétés des sels de fer qui sont trop connues pour que nous jugions à propos de les reproduire ici.

Recherche des alcalis (carbonates de potasse, de soude, de chaux) dans le vin.

Les vins aigris, dont l'acidité a été saturée en partie par les carbonates de potasse, de soude ou de chaux, contiennent une certaine quantité d'acétates de ces bases. La présence de ces sels peut être constatée par la méthode suivante :

On reconnaît le vin dont on a saturé l'acide par du carbonate calcaire, à ce qu'il donne constamment un précipité d'oxalate de chaux, lorsqu'on y verse un excès d'oxalate d'ammoniaque. A la vérité, le vin naturel contenant aussi une petite quantité de tartrate de chaux, donne également lieu à un précipité ; mais dans ce dernier cas le dépôt est à peine sensible, tandis que dans le premier, il est très abondant.

On peut aussi, pour reconnaître la même fraude, faire usage du moyen qui suit, et qui est employé également pour constater si l'acidité du vin a été neutralisée par le carbonate de potasse ou de soude.

On décolore le vin par le charbon animal purifié ; on filtre et l'on évapore à siccité. On verse sur le résidu deux ou trois fois son volume d'alcool à 75° centésimaux, qui dissout les acétates de potasse, de soude ou de chaux, et qui les sépare des sels contenus naturellement dans les vins.

L'alcool évaporé laisse pour résidu l'acétate qui existait. On en reconnaît alors facilement l'espèce, car, 1° si la chaux a été employée à la saturation, l'oxalate d'ammoniaque donne un précipité blanc avec la solution formée par ce résidu et l'eau distillée.

2° Si le carbonate de potasse a été employé, le même résidu cristallisé en lamelles blanches très légères, d'une saveur très piquante, déliquescentes, solubles dans l'eau et l'alcool, ce résidu, dissous par l'eau distillée, donne un précipité blanc avec l'acide tartrique, et un précipité jaune avec le bi-chlorure de platine.

3° Enfin, si l'on a fait usage de carbonate de soude, l'acétate obtenu peut cristalliser en prismes rhomboïdaux transparents, d'une saveur amère et piquante, efflorescents, moins solubles dans l'eau et l'alcool que l'acétate de potasse. Sa dissolution aqueuse n'exerce aucune action sur les réactifs précités, et fournit au contraire un précipité blanc avec une dissolution concentrée d'antimoniate de potasse.

Du plomb et de ses composés ajoutés aux vins.

La litharge et les sels de plomb, avons nous dit, ont été employés pour adoucir les vins. Cet emploi s'est propagé parce que les vins ainsi traités ont une saveur douce, saveur qu'on n'obtient pas lorsqu'on traite les vins acides par de la craie, parce qu'on donne lieu à un sel qui a une certaine amertume, et aussi parce que ceux qui employaient le plomb n'en connaissaient pas les conséquences. Quoique cette pratique vicieuse ne soit plus guère usitée à l'époque actuelle (1), le vin peut cependant contenir des sels de plomb qui ne sont dus ni à l'emploi de la litharge, ni à celui de la céruse ou de l'acétate de plomb, mais 1° à ce que des vins ont coulé sur des comptoirs dont la table est formée d'alliage où le plomb est en grande quantité (2); 2° à ce que, lors du rinçage des

---

(1) Quelques personnes mettent en doute ce genre de falsification, en se fondant sur ce que les préparations solubles de plomb et notamment l'acétate sont décomposés immédiatement par le vin, l'oxyde de plomb précipitant la matière colorante de ce liquide. Ce fait est exact, car on décolore complètement le vin de cette manière; mais cependant le vin qui contient du plomb peut ne pas perdre sa couleur d'une manière bien sensible et renfermer assez de substance toxique pour empoisonner.

MM. Chevallier, Ossian Henry et Boys de Loury ont constaté que 7 grammes 648 d'acétate de plomb introduits dans une pièce de vin de 200 litres ne peuvent donner lieu à aucun accident fâcheux, car si l'on supposait, ce qui n'est pas exact, que l'acétate de plomb ne fût pas décomposé, il en résulterait que chaque litre de vin ne contiendrait pas tout à fait 0 gramme 039 de ce sel.

Cette quantité est bien moindre encore puisque l'acétate de plomb mis en contact avec le vin donne lieu 1° à la précipitation de la matière colorante du vin avec laquelle l'oxyde de plomb forme une laque; 2° à la précipitation de l'acide sulfurique des sulfates que l'on trouve dans les vins, avec lequel acide l'oxyde de plomb forme du sulfate plombique insoluble; 3° à la précipitation de l'acide tartrique du vin sous forme de tartrate de plomb insoluble.

Une analyse faite par les mêmes auteurs d'un vin vieux peu coloré qu'on avait mêlé avec de l'acétate de plomb dans la proportion de 0 gramme 106 d'acétate de plomb par litre de liquide, a fait reconnaître qu'on ne retrouvait dans ce dernier que des traces seulement du sel plombique.

(2) Les débitants de vin qui exercent leur profession dans l'intérieur

bouteilles, des grains de plomb ont pu s'engager dans le fond de ces dernières (1); 3° à ce que les vins, dans quelques maisons, sont montés à l'aide d'une pompe dont les tuyaux en plomb restent en contact avec le vin.

---

et à l'extérieur de Paris, ne pouvant, à cause de l'immense quantité qu'ils en détaillent, le tenir renfermé dans des bouteilles, se contentent de le laisser en pièce, et de le monter de la cave dans de grands vases en bois d'une forme particulière connus sous le nom de brocs. C'est avec ces brocs qu'ils remplissent les mesures qui servent aux buveurs qui se rendent chez eux, ainsi que les bouteilles et autres vases qui leur sont présentés par tous les consommateurs du dehors.

La rapidité avec laquelle ce service doit souvent s'exécuter, et la difficulté que présentent quelquefois les vases pour l'introduction du liquide fait qu'il s'en répand toujours une certaine quantité. Or, comme la valeur de cette boisson donne du prix à ses moindres parties, il était naturel que les marchands cherchassent à les recueillir; pour cela ils ont donné à leurs comptoirs une forme particulière, et on a soin de les recouvrir d'une lame de plomb. Par ce moyen, ce qui tombe sur le comptoir est entrainé dans un récipient placé au-dessous. Comme le plus ordinairement ce récipient n'est autre chose qu'un baquet, on a donné au mélange des différents vins qui s'y réunissent le nom de *baquetures* L'usage de ce comptoir est général, et l'époque de son adoption par les débitants de vin n'est pas bien connue.

Cependant une ordonnance royale, rendue en 1777 sur la proposition d'une commission composée des deux premiers médecins du roi, Lieutaud et de Lassone, de Mocquer, médecin de la faculté de médecine de Paris, et de Cadet jeune, maître en pharmacie, proscrivit l'usage des comptoirs en plomb, se fondant sur ce que l'expérience de tous les jours a prouvé que les dissolutions de plomb ont sur la santé les plus dangereux effets. On lit dans les considérants de l'ordonnance que le vin qui séjourne plus ou moins longtemps sur ces comptoirs de plomb en dissout nécessairement une partie; et comme ce vin est recueilli et distribué au peuple, il en résulte des maladies d'autant plus fâcheuses, qu'on en ignore presque toujours la véritable cause. On ajoute ensuite qu'il en est de même de l'étain du commerce qu'on ne peut employer sans danger pour revêtir les comptoirs, à cause des particules arsénicales qu'il contient et de son alliage avec le plomb, et que par cette raison on

Les vins altérés par une quantité considérable de préparations satur-
nines sont sucrés styptiques et peu chargés en couleur ; ceux au contraire qui ne contiennent qu'une petite quantité de plomb, ne peuvent
donner aucune sensation particulière.

---

doit en exclure l'usage dans les maisons particulières, et que l'intérêt
de l'humanité exige que l'emploi en soit proscrit.

L'ordonnance dont sont extraits ces détails contient deux articles : il
est dit dans le premier que les comptoirs de marchands de vins recouverts
de plomb seront et demeureront supprimés, et qu'on ne pourra substituer l'étain au plomb à peine de confiscation et de trois cents livres
d'amende ; et on trouve dans le second que les marchands de vin substi-
tueront des cuvettes de ferblanc ou de fer battu aux lames de plomb
dont leurs comptoirs sont recouverts.

Une ordonnance du 11 juin 1812 vint encore défendre aux marchands
de vin de revêtir leurs comptoirs de plomb ; elle leur prescrivit d'avoir
des comptoirs couverts en étain au titre, c'est-à-dire sans alliage de
plomb. Cette ordonnance fut rendue par suite d'accidents qui survin-
rent chez les débitants de vins qui avaient conservé leurs comptoirs de
plomb malgré l'ordonnance de 1777. Malheureusement cette infraction
à la loi subsiste encore chez un grand nombre de marchands de vins
(Parent du Chatelet, annales d'hygiène et de médecine légale, t. VI.)

Pour éviter les inconvénients qui peuvent même résulter de l'emploi de
l'étain du commerce souvent plombifère ou arsénical, on pourrait faire
usage, suivant l'avis du conseil de salubrité, de comptoirs en marbre
revêtus d'un enduit composé d'une dissolution de cire blanche dans de
l'essence de térébenthine, qui n'altère aucunement le vin mis en contact
avec lui. (Annales d'hygiène et de médecine légale, t. VI.)

Les vases dont se sert l'administration pour la mesure des liquides,
adoptés par la loi, sont encore aujourd'hui composés d'étain et de plomb.
On a lieu de s'étonner que de pareils vases ne soient pas proscrits par
une autorité qui a su empêcher les marchands de vin de se servir de
comptoirs d'étain et de plomb.

(1) M. Chevallier a fait connaître par diverses publications dans le
journal de chimie médicale, le danger qu'il y a de faire usage de vin qui
a séjourné dans des bouteilles rincées avec le plomb et dans lesquelles
des grains de ce métal sont restés attachés.

En 1850, un accident épouvantable est encore arrivé dans la maison des

On peut aisément démontrer la présence du plomb dans les vins en y ajoutant une solution d'acide sulfhydrique (1) qui y produit un précipité noir floconneux de proto sulfure de plomb. On recueille ce précipité sur un filtre, et après l'avoir lavé et fait sécher, on le brûle avec le filtre dans une capsule de porcelaine; la cendre qui en provient traitée par l'acide nitrique faible et bouillant donne une dissolution incolore qui, évaporée à siccité, laisse un résidu blanc d'une saveur sucrée et astringente; ce résidu dissous dans de l'eau distillée fournit un liquide qui précipite en blanc par l'acide sulfurique, la potasse et l'ammoniaque; l'iodure de potassium y produit un précipité jaune doré; le chromate de potasse un précipité jaune orangé, et les hydrosulfates un précipité noir; enfin une lame de zinc en précipite le plomb à l'état métallique sous forme de petites lames brillantes.

Un bon procédé pour rechercher le plomb renfermé dans un vin consiste à évaporer à sec une quantité donnée de liquide, à calciner le ré-

---

jésuites de Dôle. Une douzaine d'élèves ayant quitté la ville sous la conduite d'un supérieur, se dirigèrent en promenade vers leur maison de campagne du mont Roland. Là, pour rafraîchir ces jeunes gens, un domestique apporta une bouteille de vin; huit d'entre ceux qui en burent avec le supérieur ne tardèrent pas à être pris d'affreuses coliques; trois heures après, le supérieur lui-même succombait. Cet empoisonnement a été attribué à la décomposition de quelques plombs restés au fond de la bouteille.

En rapportant ce fait, M. Chevallier fait observer qu'il est malheureux qu'en France il n'y ait pas une direction générale de la salubrité, de laquelle pourraient émaner des arrêtés ayant pour sujet la santé publique. Qu'ainsi, dans le cas qui vient d'être rapporté, le président de cette direction pourrait, prendre un arrêté ainsi conçu:

Considérant qu'il est démontré que le plomb employé pour rincer les bouteilles a donné lieu dans divers cas à des accidents, arrête : qu'à partir de ce jour l'on ne pourra plus se servir de ce métal dans cette opération industrielle, et qu'on devra lui substituer les grains de fonte qui peuvent sans danger servir au même usage.

(1) C'est à tort que quelques personnes décolorent préalablement le vin au moyen du charbon animal. Les expériences de M. Chevallier ont démontré que ce dernier jouit de la propriété de précipiter une certaine quantité de sels métalliques.

sidu et à l'incinérer. La cendre est ensuite traitée par l'acide azotique, et la solution acide filtrée est évaporée à siccité. Le résidu est alors soumis aux réactifs appropriés à la recherche du plomb, et que nous venons de nommer.

Recherche du cuivre contenu dans les vins.

Le vin contient aussi quelquefois du cuivre. Ce métal provient : 1° de ce que les baquetures s'écoulent à travers un tuyau de ce métal; 2° de ce que le vin est additionné d'eau-de-vie contenant un sel de cuivre en dissolution (1). On sait, en effet, que l'on rencontre souvent dans

---

(1) Le tribunal de police correctionnel de S... a condamné, en 1845, à treize mois de prison et à 500 francs d'amende le nommé B..., marchand de vins, pour s'être livré à la falsification des vins qu'il livrait au commerce, en se servant de substances nuisibles à la santé; le tribunal a, en outre, ordonné que les deux cents pièces de vins, qui avaient été saisies, seraient répandues sur la voie publique.

Voici les conclusions d'un rapport de MM. Chevallier, Barse et Lassaigne, d'après lequel le tribunal a prononcé le jugement :

Conclusions et résumé.

Il résulte des expériences qui font l'objet de ce rapport :

1° Que parmi les vins saisis chez le sieur B..., marchand de vins, plusieurs de ceux-ci se rapprochent, par les quantités d'alcool qu'ils fournissent à la distillation, des vins types, numéros 1 et 2, qui nous été adressés pour terme de comparaison;

2° Que le vin numéro 1 contient cependant 2 centièmes environ de plus d'alcool absolu que les autres, et moins d'extrait et de tartre que les vins types numéros 1, 2, 3 et 4;

3° Que cette différence doit faire supposer, dans ce vin, l'addition d'une certaine quantité d'eau et d'alcool, si, toutefois, le vin type, numéro 1, est tel qu'on l'a déclaré identique avec celui fourni au sieur B... par la dame F...;

4° Que les vins types, numéros 3 et 4, diffèrent tout à fait des vins trouvés chez le sieur B... en ce qu'ils contiennent seulement de 3,30 à 3,50 pour cent d'alcool absolu, au lieu de 5,50 à 6,60 que renferment les vins du sieur B...;

5° Que les liquides trouvés en fermentation dans des cuves placées dans la grange et le cellier du sieur B... sont formés d'eau tenant en

l'eau-de-vie du cuivre qui provient, soit de la conservation du liquide alcoolique dans des estagnons de cuivre étamés anciennement, ou attaqués par l'acide acétique qui s'est formé au sein du liquide, soit de la négligence avec laquelle on entretient les vases distillatoires.

Quoiqu'il en soit, si l'on avait à faire l'analyse d'un vin soupçonné contenir du cuivre, il faudrait en évaporer un volume déterminé, et incinérer le résidu. La cendre, traitée par l'acide azotique ou l'eau régale, fournirait un liquide que l'on filtrerait, que l'on évaporerait, et dans lequel on rechercherait le cuivre par les méthodes ordinaires. Le cyanoferrure de potassium y produirait un précipité brun-marron; le carbonate de potasse, un précipité bleu-pâle; la potasse caustique, un précipité floconneux bleu-ciel; l'ammoniaque, un précipité bleu-pâle soluble dans un excès de cet alcali, et le colorant en bleu-indigo magnifique; l'acide sulf-

---

solution de 0,70 à 1,16 d'alcool absolu, et des matières extractives et astringentes comme on en rencontre dans le produit de la fermentation d'un grand nombre de fruits au milieu de l'eau;

6° Que les petites eaux-de-vie, désignées sous le numéro 6 dans le procès-verbal, contenaient une quantité notable de *cuivre* en dissolution, et que ce métal s'y trouvait à la dose de 30 centigrammes par litre;

7° Que les vins saisis, numéros 1, 3, 5, 8, 9, 10, contenaient également du *cuivre* en quantité parfaitement appréciable et reconnaissable à tous ses caractères chimiques;

8° Que les vins types ne contenaient pas de cuivre.

Si l'on raisonne sur les inductions qui ressortent de ces conclusions, on voit qu'il est présumable que les petites eaux-de-vie, saisies et contenant du cuivre, ont pu servir à rehausser le degré de vinosité des vins saisis chez B... Cette circonstance, jointe à ce que l'un des échantillons, saisis chez B..., contient plus d'alcool que le meilleur vin type, semble prouver que le meilleur vin B... a été réellement additionné d'alcool et d'eau, puisque, d'ailleurs, il contient moins d'extrait.

En conséquence, nous croyons que tous ces liquides, quelle que soit l'origine du cuivre et la minime proportion qu'ils en contiennent, ne peuvent être livrés, en tous cas, comme vin naturel à la consommation, et nous pensons, enfin, qu'il ne serait pas impossible que, dans certains cas, ces liquides donnassent lieu à des accidents suivant les quantités consommées ou les usages qu'on en pourrait faire.

hydrique et les sulfures alcalins, un précipité noir; l'arsénite de potasse, un précipité vert d'herbe. Le zinc et le fer sépareraient du liquide
essayé le cuivre à l'état métallique.

Enfin, l'on conçoit très bien que, par suite de tentatives criminelles,
le vin pourrait se trouver contenir d'autres substances toxiques, mercu-
rielles, arsénicales, antimoniales, zinciques, stanniques, organiques ou
autres; mais les bornes de ce travail ne nous permettent pas d'entrer
dans de plus grandes considérations à cet égard, et, en pareil cas, il faut
avoir recours aux procédés d'analyse qui sont décrits dans tous les
ouvrages de chimie.

Maladies et altérations des vins.

Les vins sont sujets à quelques défauts et à des altérations spontanées
qu'il importe de bien connaître; d'abord, afin de ne pas confondre un
vin altéré avec un vin frelaté, et ensuite afin de découvrir si un vin
qui a été livré à la consommation n'était pas dans le principe altéré, et si
l'on n'a pas cherché à lui donner un goût agréable et à lui corriger quelque défaut.

Vins astringents. — Quelquefois les vins sont trop astringents, surtout dans les années où les fruits ont avorté en partie, et lorsque l'on
cuve longtemps avec la totalité de la râfle. On peut facilement amoindrir
ce défaut en collant (1) plusieurs fois le vin avec de la gélatine, qui élimine en partie le tannin, ou principe astringent, en formant avec lui un
composé insoluble.

Excès ou défaut de couleur. — Lorsque les vins contiennent un excès
de matière colorante, les collages la diminuent beaucoup, car nous sa-
vons que le tannin du vin a une si grande affinité pour la matière colorante du vin, que cette dernière est en partie précipitée avec lui par
l'addition de la gélatine. Quand, au contraire, les vins ne sont pas assez

---

(1) Le choix de l'agent clarificateur est d'une très grande importance.
Il y a quelques années, un marchand de vin de Paris, ayant à clarifier le vin
contenu dans neuf pièces, de la valeur de 160 à 180 francs chacune, crut
pouvoir employer, par économie, des œufs cassés que l'on vend sous les
piliers des halles; mais ces œufs ayant déjà subi un commencement de
décomposition, donnèrent au vin clarifié une odeur et une saveur qui ne
permirent plus de le vendre. Des recherches faites, pour enlever à ce
vin l'odeur putride qu'il avait acquise, demeurèrent sans résultat satis-
faisant.

colorés, on y ajoute des vins très foncés en couleur, et même, dans certaines localités, on cultive une variété de raisin, dite *teinturier*, contenant de la matière colorante dans tout son tissu, et destinée uniquement à donner de la couleur aux vins trop pâles.

Trouble. — Les vins se troublent souvent par une fermentation qui fait monter la levure dans le liquide; pour corriger cette maladie, il faut se hâter d'éclaircir le liquide au moyen d'un soufrage qui arrête la fermentation, et d'un collage qui entraîne les matières en suspension.

Vins brantés. — Puisque nous venons de parler de soufrage, nous devons dire ici qu'après cette opération, le vin prend quelquefois une odeur de soufre, très désagréable et susceptible même d'occasionner des maux de tête. M. Bischoff, pharmacien, qui a étudié cette maladie d'une manière toute spéciale, a reconnu que l'odeur désagréable qu'on remarque dans le vin branté, est produite par un gaz particulier qui paraît être un sulfure de carbone particulier gazeux, et qui se dégage pendant la combustion des mèches soufrées. Pour enlever la mauvaise odeur du vin soufré, il n'y a, suivant M. Bischoff, qu'à adapter au bondon un tube de verre de 5 à 6 pouces de longueur sur 3 à 4 lignes de diamètre, dont l'extrémité inférieure ne se prolonge pas au delà de l'épaisseur des douves, et de le tenir plein de vin pendant quelques semaines; au bout de ce temps la mauvaise odeur sera entièrement expulsée. Un plus long tube pourrait, en établissant une pression trop forte, faire sauter le vase.

Acidité. — Un excès d'acide acétique se développe parfois dans les vins, et à tel point même qu'ils ne sont plus potables. Berzélius a proposé le moyen suivant pour enlever l'acide au vin devenu aigre. Il consiste à appliquer un bon soufflet à long tuyau plongeant presque au fond du vase, et à souffler avec force. L'acide acétique étant volatil est entraîné par l'air, et si l'on opère assez longtemps, le vin s'en débarrasse complètement.

On peut aussi améliorer les vins aigres, en y ajoutant du tartrate neutre de potasse, qui, avec l'acide en excès, forme de l'acétate et du bi-tartrate de potasse. Ce dernier sel se sépare spontanément par le repos à l'état cristallin.

L'emploi du carbonate calcaire, pour arriver au même résultat, aurait l'inconvénient d'introduire dans le vin un sel calcaire qui gâterait le liquide.

Graisse des vins. — Les vins qui manquent de tannin, comme les vins blancs, perdent quelquefois leur fluidité, deviennent visqueux et filants comme du blanc d'œuf. Lorsqu'ils éprouvent cette sorte de fermentation visqueuse, on dit qu'ils sont gras. Cette maladie est due, suivant M. François, pharmacien à Chalons-sur-Marne, à la présence d'une matière azotée, la glaïadine, que l'on élimine en ajoutant une certaine quantité de tannin (environ 15 grammes pour 230 litres de vin), qui s'y combine et la rend insoluble.

Suivant M. A. Dubois, on peut employer au même usage des sorbes, lorsqu'elles ont acquis leur maximum de développement et d'astringence, avant leur maturité : à cet effet, on les concasse et l'on en met environ 500 grammes par barrique de vin de 230 litres.

On se sert aussi quelquefois de noix de galles en poudre, dans la proportion de 50 grammes par pièce de vin de 230 litres, ou de pepins de raisin pilés ; dans tous les cas, quelle que soit la substance que l'on emploie, on doit ensuite coller le vin.

Goût de fût. — Cette saveur désagréable qui provient de moisissures dévoloppées sur les parois des tonneaux, est difficile à enlever ; suivant M. Pomier, pharmacien à Salins, il faut transvaser le vin dans un tonneau bien propre, et atténuer ensuite le mauvais goût en l'agitant avec de l'huile d'olives dans la proportion d'un litre d'huile par pièce de 230 litres de vin. L'huile essentielle à laquelle est due l'odeur spéciale qui caractérise la maladie en question, se dissout en partie dans l'huile grasse qui vient surnager.

Amertume. — En vieillissant, les vins perdent quelquefois toute leur matière sucrée, et ils deviennent amers ; on les améliore en les mélangeant avec des vins nouveaux.

Vins piqués. — Lorsque dans les vins il se forme des champignons blanchâtres nageant à la surface, on dit qu'ils se couvrent de fleurs et qu'ils sont tournés ou piqués. En arrosant les tonneaux avec de l'eau froide, on arrête cette altération qu'on peut du reste éviter en ayant soin de maintenir les fûts pleins et dans des caves aussi fraîches que possible.

Vins bleus. — Quelquefois les vins acquièrent une coloration brune ou bleuâtre, due à ce qu'ils ont éprouvé une fermentation putride par suite de laquelle une partie du tartrate de potasse s'est transformée en carbonate, dont la réaction alcaline altère la couleur du vin. On parvient à détruire cet effet en ajoutant au vin une quantité d'acide tartrique suffisante pour rétablir l'acidité et la nuance normales.

Pousse des vins. — Cette maladie est le résultat d'une fermentation tumultueuse qui se développe dans les tonneaux et donne naissance à une grande quantité d'acide carbonique. Lorsque les tonneaux sont bien bouchés, la pression du gaz peut aller jusqu'à faire rompre les cercles et défoncer les tonneaux. On peut éviter cet accident en soutirant le vin dans des tonneaux soufrés, y ajoutant un peu d'eau-de-vie, puis opérant un collage.

Inertie des vins. — Il arrive souvent aux vins que l'on destine à devenir mousseux de ne pas fermenter; on parvient à déterminer un mouvement de fermentation en élevant la température du lieu où ils se trouvent, ou en les remontant de la cave pour les placer dans un cellier exposé au midi.

Altération des vins en voyage. — Les vins ne résistent pas tous également aux mouvements et aux variations de température que leur font éprouver les voyages. Ils sont alors affectés de la plupart des détériorations précitées, surtout lorsqu'ils sont légers. Afin de prévenir ces altérations, on ajoute ordinairement deux à trois centièmes d'eau-de-vie aux vins destinés aux voyages.

Altérations provenant des bouchons. — Les vins s'altèrent moins lorsqu'ils sont en bouteilles, mais ils peuvent encore contracter un mauvais goût dû au bouchon, soit que celui-ci ait subi quelque altération, soit que par suite de l'humidité de la cave, il s'y développe des moisissures qui communiquent au vin leur odeur désagréable. Pour éviter cet inconvénient, on enduit l'extrémité de la bouteille d'un mastic résineux, ou l'on recouvre le bouchon avec des capsules en étain qui le préservent encore mieux.

Production végétale élémentaire développée dans le vin de Bordeaux. —M. Guibourt a fait connaître en 1848 la formation, dans du vin de Bordeaux, d'une matière particulière, formation dont les causes sont tout à fait inconnues, mais qui, selon ce praticien, ne saurait être imputée à une falsification du vin.

Cette substance, qu'il a eu occasion d'examiner dans différents échantillons de vin, apparaît sous la forme de corps ovoïdes, moitié gros comme des baies de berberis; et ayant beaucoup de ressemblance avec elles : ils sont amincis en pointe aux deux extrémités, et quelquefois mamelonnés comme un citron à l'une d'elles; enfin, ils sont liés entre eux par un prolongement partant de leurs extrémités, et qui paraît être la continuation de l'épiderme du corps ovoïde. De cette manière, ces corps ovoïdes forment des chapelets. Les grains ovoïdes sont rouges et transparents avec indice d'un tissu fibreux. Il n'y a aucune apparence de semence à l'intérieur, quelques grains présentent au centre une agglomération de matière plus compacte, opaque et noirâtre. Ils offrent une certaine résistance à l'écrasement et paraissent formés d'une masse glutineuse assez consistante. Cette masse écrasée, délayée dans de l'eau et examinée au microscope, présente une apparence un peu fibreuse et paraît composée d'une infinité de petites fibres courtes, soudées, à surface inégale, agglutinées ensemble. On aperçoit en outre un certain nombre de globules ronds, formés d'une enveloppe transparente et de granules intérieurs qui ne paraissent pas différer de la substance de la masse.

Les parties opaques du centre de quelques-uns des corps ovoïdes n'offrent pas une autre composition; seulement la matière parait très condensée, et comme formée en membranes, mais l'organisation en est semblable, c'est à dire fibro-gélatineuse, ainsi que celle des globules disséminés.

Enfin, l'enveloppe même du corps ovoïde, ou son épiderme, est uniquement formée de la même matière fibro-gélatineuse, très condensée, sans aucun indice des cellules ou des fibres organisées.

En résumé, il était très utile de faire connaître cette production végétale gélatino-fibreuse, qui peut être facilement prise pour des fruits rouges.

Altérations provenant des bois employés à la construction des barriques. — Au nombre des soins indiqués pour la conservation des vins, il faut admettre et reconnaître l'influence que produisent sur eux les bois divers dont sont fabriquées les barriques qui les contiennent, surtout à l'état neuf ou récent. Cette influence varie selon leur essence, leur origine, et consiste dans la réaction des principes particuliers à chaque espèce de bois.

L'observation a signalé depuis longtemps cet inconvénient à la qualité des vins, et l'usage a fait préférer l'essence de chêne aux essences de chataignier et de sapin.

M. Fauré, qui a beaucoup étudié l'action des bois de chêne sur les vins, divise les merrains (fragments de bois de chêne disposés pour la fabrication des barriques) en quatre principales séries.

La première comprend les bois du nord : Dantzig, Lubeck, Riga, Memel et Stettin. La deuxième, les bois d'Amérique : New-Yorck, Philadelphie,

Baltimore, Boston, Nouvelle-Orléans. La troisième, les bois de Bosnie et tous les bois de merrain venant par l'Adriatique. Enfin, la quatrième comprend les bois dits du pays réunis à ceux de la Dordogne, de l'Angoumois et du Bayonnais.

Les matières que M. Fauré a reconnues dans chacun de ces bois sont les suivants : la cérine, la quercine, la quercitrine (matière colorante jaune), le tannin, l'acide gallique, une matière extractive et amère, du mucilage, de l'albumine, du ligneux, du carbonate de chaux, du sulfate de chaux, de l'alumine, de l'oxyde de fer et de la silice.

De tous ces principes constitutifs des bois de merrain, il en est qui sont d'une innocuité parfaite, soit par leur faible proportion, soit par leur insolubilité dans les liquides spiritueux ; il en est d'autres au contraire qui, par leur quantité, leur couleur, leur odeur, leur saveur et leur solubilité peuvent exercer une influence sur ces liquides ; de ce nombre sont la quercine, le tannin, les matières extractives, mucilagineuse et colorante, enfin l'acide gallique. En étudiant l'action des divers bois sur différents vins, M. Fauré a reconnu que les bois doivent être rangés dans l'ordre suivant : Amérique, sans action apparente ; Dantzig, Stettin, donnant une saveur agréable ; Lubeck, Riga, Memel, modifiant sensiblement la couleur et communiquant une légère âpreté ; Angoulême, Dordogne, Bayonne, Bosnie, altérant également la couleur et le goût.

Du reste, selon l'auteur, l'action des principes solubles des bois sur les liquides spiritueux, est plus appréciable sur les vins blancs que sur les vins rouges, et beaucoup plus aussi sur les vins légers et délicats que sur les vins colorés et corsés.

Ici se termine la tâche que nous avons entreprise. Comme on le voit, il reste beaucoup à faire sur la question que nous avons traitée, et il serait fort à désirer, dans l'intérêt de la science et de l'industrie vinicole, que l'exemple donné par plusieurs pharmaciens ou chimistes instruits et laborieux que nous avons cités et qui habitent la province, fût suivi par ceux de tous les districts vignobles de la France et de l'étranger. Chacun se mettant à l'œuvre ainsi de son côté, les lacunes qui existent encore dans les procédés analytiques des vins ne tarderaient à être comblées, et les moyens de déjouer la fraude deviendraient plus puissants.

(Extrait du JOURNAL DE CHIMIE MÉDICALE, numéros d'août, de septembre, d'octobre et de novembre 1851.)

Paris. — Typogr. de E. et V. PENAUD frères, rue du Faub.-Montmartre, 10.